U0240207

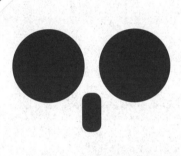

鹿鸣心理

心理咨询技术和实务 丛书

保罗·汉图

Paul Hanton

——著

焦点解决短期咨询和治疗技术

骆 宏——译

重庆大学出版社

关于作者

保罗·汉图（Paul Hanton）1962 年出生于伦敦东部，18 岁在军队服役后，染上了毒品和酒精，后因抢劫入狱 4 年，22 岁出狱；他没有任何资格证书，看上去也没有了美好未来，而待在监狱似乎逃避了这些问题。然而，保罗在狱中通过了 5 门初级的普通教育证书考试（O Level），出狱后通过了高级普通教育证书考试（A Level）。这激励了他去米德尔塞克斯理工学院学习并获得学位，从此觉得自己的生活更加值得努力了。

保罗在学生服务中心、毒品及酒精服务机构工作，自从 1993 年参加了短期治疗实践（BRIEF）举办的一个为期两天的课程后，他初次尝到了焦点解决短期疗法（SFBT）的甜头。这个课程改变了保罗与来访者们工作的方式，改变了那些常常混乱、突变和困难的状况。保罗一直带着这种工作方式，当他搬到巴恩斯利北部时，他创办了英国第一个专门的年轻人毒品和酒精成瘾项目。

2000 年时，保罗参加了由比尔·奥康奈尔（Bill O'Connell）和 14 名革新且富有热情的实践者发起的，在伯明翰大学举办的世界上第一个焦点解决短期疗法研究生课程。保罗于 2005 年完成了对中等到重度程度抑郁来访者使用焦点解决短期疗法的研究，取得了硕士（MA）学位；他在那个心理治疗机构担任临时代理人，直到 2009 年。保罗最近又回到年轻人毒品和酒精服务机构中工作了。

保罗是英国咨询与治疗协会（BACP）认证的会员，2003 年作者关于焦点解决短期咨询和治疗技术与其他 9 个人一起创办了英联邦焦点解决实践协会（UKASFP）。

发表作品:

Outrageous moments in therapy. In T. S. Nelson(Ed.), *Doing Something Different: Solution-Focused Brief Therapy Practice*. Routledge, NewYork. 2010.

Solution-Focused Therapy in A Problem-Focused World. *Healthcare Counselling and Psychotherapy Journal*, 9(2), 2009.

Solution focused Brief Therapy with Clients Diagnosed as Being Moderately to Severely Depressed. *Research Review of the United Kingdom Association for Solution Focused Practice*, 1(1), 2008.

Solution Focused Therapy with Carers. *Solution News*, 3(2), 2008.

The Essential Drug Service Commissioner, Drugscope, London, 2006.

An Exploration of the Effectiveness of Using Solution Focused Brief Therapy with Clients Diagnosed as Being Moderately to Severely Depressed, MA. Dissertation, University of Birmingham, 2005.

The Theory of Not Having Theory in SFT. *Solution News*, 1(2). 2005.

Young People's Substance Misuse Review: Assessment of Future needs, for Doncaster Drug Strategy Unit, 2005.

Solution Focused Therapy and Substance Misuse. In W. J. O' Connell, & S. Palmer(Eds.), *Handbook of Solution-Focused Therapy*. London:Sage, 2003.

'Treatment Toolkit' : A Review of Publications Related to Treatment for Substance Misuse. Drug Prevention Advisory Service, 2001.

致谢

我非常感谢 BRIEF 把我带上焦点解决之路，1993 年（也可能是 1994 年）的时候，我参加了人生中第一次短期治疗实践的课程。

我也很感激比尔·奥康奈尔，他充分信任我，并给了我一个机会能够参加 2002 年的世界上第一个焦点解决短期治疗研究生课程，事实上，所有的课程参与者都给了我自由之感和信心，让我能够更加以革新的和"我的"方式来践行 SFBT。比尔一直倡导平衡与理性，他是我所见过最有见解和以来访者为中心的治疗师之一。

我的妻子苏（Sue），我的大儿子克里斯托夫（Christoph）和小儿子清（Kiyoshi）都以各种方式给了我很多鼓励，这使我意识到我所做的工作不只是工作而已，在工作场所与治疗室之外还有生活，我很相信那些来访者，但有时却忘记用在自己身上了。

最后，我想感谢所有以革新和具有创造力的方式践行焦点解决短期治疗以及焦点解决取向的人们，他们也给了我很多鼓舞。确实有太多的人应该在这里被列出来，我并不想"漏掉"任何一个，我会在本书之外感谢你们。这本书是由我写的，但属于任何一位通过他们的方式经年累月给予我知识与学习的人。

目录

1 ____导论

004   焦点解决短期疗法（SFBT：Solution Focused Brief Therapy）

006   焦点解决疗法（SFT：Solution Focused Therapy）

007   焦点解决取向（SFA：Solution Focused Approaches）

             或焦点解决实践（SFP：Solution Focused Practice）

008   焦点解决短期疗法（SFBT）——是它吗？

009   更多有关本书的信息

011   焦点解决短期疗法的起源

014   焦点解决短期疗法的进化本质

015   焦点解决短期疗法似乎有三个进化领域

019   最后……

2 ____焦点解决短期疗法：技能、假设和工作方式

026   第 1 部分　焦点解决短期疗法中的假设及信念

041   第 2 部分　焦点解决技能

061　　　　第 3 部分　问我们自己的问题

3 ＿＿＿焦点解决短期疗法的开场与咨询师的角色

075　　　　来访者的代表——莎莉简介

076　　　　开场问题

084　　　　非问题式谈话

4 ＿＿＿会谈前改变

101　　　　会谈前改变

108　　　　焦点解决短期疗法中的例外

112　　　　焦点解决短期疗法中的应对提问

5 ＿＿＿焦点解决短期疗法中量表使用

121　　　　量表

126　　　　信心分值

6 _____共同创造想要的未来

135 奇迹问题

149 想要的未来

7 _____会谈结束，任务和反馈

155 晤谈／会谈的结束

156 焦点解决短期疗法的短暂歇息和反馈

161 会谈之间的任务（BST）

165 更多和任务相关的

170 探查任务完成的情况

171 结束这个会谈

8 _____焦点解决短期疗法中后续会谈和会谈终止

175 焦点解决短期疗法的第二次会谈和随后会谈

177 询问任务完成情况

182　　更多关于第二次和随后的会谈

187　　结束单次会谈

188　　在焦点解决短期疗法中让来访者主导会谈的结束

198　　关于"摇摆的"来访者要谈的一点

9 ＿＿接下来要做什么?

203　　督导

207　　培训

208　　参加培训需要问的问题

209　　高阶的实践

210　　反思练习

211　　资格认定

212　　焦点解决工具

216　　向其他人解释焦点解决短期治疗

217　　研究

218　　最后……

附录1 _____ 可以复印的资源

225   电脑资源1：第一次焦点解决短期疗法会谈

227   电脑资源2：当前 / 未来

228   电脑资源3："谁"以及"如何"？

附录2 _____ 书单、网站

231   书单

233   网站

236   **参考文献**

导论

学习 成果

通过本章学习，读者将：

◎ 了解焦点解决取向的最初发展

◎ 认识焦点解决短期疗法（SFBT）目前的境况

◎ 认识到本书作为技能书的意义所在

◎ 明白使用本书的最佳方式

技能（Skills）：名词。将某事做好的能力。

（牛津英语词典，2006，牛津出版社）

本书以技能为重点。在书中你会看到很多干预手段和技术，但不要把技能（skills）与干预手段（inventions）或技术（techniques）混为一谈。事实上，如果你不知道如何使用它们，或不知道何时应该使用（以及何时不能使用）这些技能，你是无法将干预手段或技术用好的；如果不懂得倾听，不了解你所做的事情是有帮助的，你也是无法将干预手段或技术用好的。

本章是本书中最短的一章。它只是导论。本书真正的核心是后面的那些以技能为基础的章节。但是，你将在本章中读到三个贯穿全书的术语，因此，我很乐意用一些关键定义来作为本章的开端。这三个主要的术语是：

1. 焦点解决短期疗法（SFBT）

2. 焦点解决疗法（SFT）

3. 焦点解决取向（SFA）

焦点解决短期疗法（SFBT : Solution Focused Brief Therapy）

这是本书所描述的疗法的术语，也是这种独特的疗法最初被赋予的名字。这是个"描述性的"名字，反映出语言在这种取向中的重要性。

1a 解决（Solution）

当使用"焦点解决短期疗法"这个术语时，一种理解是来访者正走向他们想要发生的事情，而不是逃离他们不想要发生的事情。这个概念将在后面我们讨论"想要的未来（preferred futures）"时得到检验。确切地说，一个"解决方案（solution）"并不总是与呈现的"问题（problem）"有直接关联。后面会有更多介绍。

1b 聚焦（Focused）

为了让治疗师和来访者对他们为何在一起工作有清晰的了解，

需要有一个焦点聚焦于他们的合作，聚焦于治疗室之外的目标或想要的未来。必须稍微偏离手头的工作，漫步四处、走走看看。这个独特的因素决定了焦点解决短期疗法是真的被作为一种治疗模型，还是仅仅被当成一些焦点解决技术（solution focused techniques）来使用。

1c 短期（Brief）

这个词现在常常被省略掉，焦点解决短期疗法也常常被简称为焦点解决疗法（见下文）。焦点解决短期疗法中的"短期"，是用于强调它的聚焦以及有限次数。但是，"短期"并不意味着我们对来访者偷工减料。人们得到他们"需要"的，而非得到逾越他们需要的东西。在我们开始治疗之前，我们不会假设来访者需要经年累月地接受治疗。我与来访者的"平均"见面次数是 5 ~ 6 次。当然，最短的是 1 次，而在我工作过最长的治疗中，来访者来了31 次。短期并不总是意味着快速。

指出这点很重要：焦点解决短期疗法并非治疗领域里唯一短期的治疗流派；有许多其他治疗模型也使用"短期"或是有限次数这个词。焦点解决短期疗法在最初的应用中因其简短而略有不同。

1d 治疗（Therapy）

作为焦点解决取向实践，疗法这个词或许是这个名称中最有意思的一部分，在许多领域中的各种焦点解决应用都不是疗法。焦点解决短期疗法的创始人中有很多人实际上并不是治疗师，有些人甚至强调他们所做的并非治疗。然而，焦点解决短期疗法中的"疗法"部分十分明显，但同时又与其他焦点解决应用非常相似。它与非治疗应用之间的主要区别在于情境（setting）、"合约"（contract）、治疗师的期待，以及来访者或"客户"（customer）的期待。

在非治疗情境中使用焦点解决的原则、干预手段和应用当然是可以接受的。然而，本书中所谈论的是治疗性的应用，以及治疗情境中应用所需要的技能。

焦点解决疗法（SFT：Solution Focused Therapy）

基本同上，只是很简洁地把名称中的"短期"去掉了。今天很多治疗师倾向于这么说，因为"短期"这个词似乎传达出这种取向的严肃性不足，而且似乎暗示着一个人只能使用 × 次会谈。实际上，这两个名称是可以互换的，而且在这本主讲技能的书里，我不对它们作细节上的探讨。我更倾向于选择使用"焦点解决短期疗法"，虽然实际上我并没有强烈的偏好。有趣的是，当焦点解决短期疗法开始从名称里去掉"短期"两个字时，我注意到，其他治疗流派在他们的描述中加上"短期"的趋势正在升温。比如，精神动力短期疗法，以及很多已有流派的"短期"应用培训课程。"有限次数（time-limited）"和"短期"之间有轻微的区别，焦点解决短期疗法并不是一个大模型的缩短版、限制次数版或削减版；它从创立和发展以来就一直是，而且将永远是一个短期的完整的整体。

必须了解的是，有许多因素共同作用才使得近一段时间以来短期疗法更具吸引力，包括：经济问题使得个人和公司不愿意支付无限制的治疗（尤其是保险公司常常限制他们支付的治疗总次数）；治疗师想要更聚焦于他们工作的部分，或者，更棒的是，来访者更成熟了，在表达他们的需要时更聚焦；也许是人们开始相信研究的建议——在更短的时间框架内，有效的改变会发生在更少次数的会谈之中。

焦点解决取向（SFA：Solution Focused Approaches）或焦点解决实践（SFP：Solution Focused Practice）

自从焦点解决短期疗法创立发展以来，世界各地不同学科的从业者们发现了各种创新方式来使用和发展焦点解决理念和技术。在社会工作、护理、教练、团队发展、儿童保育、教学、音乐以及许多其他工作中都能看到。本书不打算探究这些领域。简而言之，虽然它们是有效的，但它们不是心理咨询或心理治疗。

术语"焦点解决取向（SFA）"和术语"焦点解决实践（SFP）"已经发展为描述治疗室外的焦点解决实例的方式，治疗室中那些有效的技术、语言和干预手段走出治疗室、在别处应用时取得了巨大的成效。相比其他任何治疗取向，这可能更符合焦点解决短期疗法的实际，并具有不可思议的重大意义。治疗之外的焦点解决应用现在可能比焦点解决治疗更为广阔。这也证明了焦点解决思维方式的有用性和多功能性。举例来说，你可以看到焦点解决取向／焦点解决实践在上述以及下列领域中应用：

◎　　冥想
◎　　教练
◎　　反欺凌工作
◎　　职业治疗
◎　　运动及活动情境
◎　　体重管理项目

还有焦点解决短期疗法的原则跨界使用并起效的许多其他领域。

焦点解决短期疗法（SFBT）——是它吗？

你也许还在许多其他书本、培训广告和文章中见到这样一些首字母缩略词以及术语（是它们不同的组合）：BSFT（Brief Solution Focused Therapy）短期焦点解决疗法；CBFT（Cognitive Behavioural Focused Therapy）认知行为聚焦疗法；SOT（Solution Oriented Therapy）解决导向疗法。虽然这些取向本身可能是有效且有帮助的，但它们不是焦点解决短期疗法，只要你读完本书，你也不会把它们看作焦点解决短期疗法。

更多有关本书的信息

出版人非常清楚这本书不会大谈理论和历史。他们也很清楚本书的使用者们可以随时拿起这本书并将它用在他们的培训和／或实践中，绝不会陷入各种参考文献和哲学基础之类的困境。最后，出版人很清楚本书从始至终使用的语言都是清晰而易于理解的。所有一切都和焦点解决取向一致，目的是让治疗师和接受治疗的人都能接受。

如此简洁、最初对我的耳朵来说简直是美妙音乐的疗法，并不完全是简单易懂的。如果对它的起源没有基本的了解、不明白来访者为什么以及如何受益于它、不知道它和其他治疗取向之间的主要区别，那么就无法在治疗室里开始使用焦点解决短期疗法。

在《超越奇迹》[1]这本书的导言那一章（2007：1）史蒂夫·德·沙泽尔（Steve de Shazer）等人在最开始的一页上，阐明了"焦点解决短期疗法不是以理论为基础，而是由实用主义发展出来的"。实用主义取向的本质就是人们可以发展或改进它，甚至在需要时

1　史蒂夫·德·沙泽尔，等，著．超越奇迹：焦点解决短期治疗［M］．雷秀雅，等，译．重庆：重庆大学出版社，2011.

发散它、背离它，本章的结论部分将论及于此。

作为焦点解决短期疗法治疗师，我们不会退缩至一个充斥着只有"专家"才能理解，而对其他人如谜一般难懂的理论和术语的世界。我们更愿意保持它的简单，但正如许多焦点解决实践者们告诉你的那样，保持简单并不容易，需要大量的实践才能让你不至于陷入"复杂"。

尽管焦点解决短期疗法的创立者、倡导者和实践者们经常说它没有理论，然而对刚刚接触这个取向的治疗师或实践者来说，这种"非理论"的视角常常陷入"二元论"，使得它反而显示出理论性。当他主张焦点解决短期疗法"没有根本的（主要的）理论"时，德·沙泽尔看来已经意识到这个问题（de Shazer et al., 2007）。我认为，这意味着当我们谈论焦点解决短期疗法时，特别是在焦点解决短期疗法的骨子里那些语言和会谈明显具有清晰的理论根基时，我们不能忽略所有的理论思考，但我们不应该让任何理论思考遮蔽了我们的判断，影响我们"做"这个疗法，影响我们与来访者同在。

接下来的段落会向读者们概述焦点解决短期疗法实用性及其发展性的本质。但是，如果你想深入探究，可以阅读本章，以及每一章后面推荐阅读的书籍。我对本书最大的期待是它既能让大众接受又能满足那些希望多了解一些的读者。我还希望在承认"新入行"的人们对于持续发展焦点解决短期疗法具有同等重要作用的同时，向焦点解决短期疗法的创立者和发展者们表达足够的敬意。

焦点解决短期疗法的起源

德·沙泽尔等人（1986）最早描述了在密尔沃基的短期家庭治疗中心（Brief Family Therapy Center, BFTC）发展起来的焦点解决取向的治疗。德·沙泽尔等人深受位于加利福尼亚州帕罗阿尔托市的心理研究院（Mental Research Institute）的工作的影响，同时也深受家庭治疗的影响（O'Connell, 1998）。最初的创始人，史蒂夫·德·沙泽尔和因苏·金·伯格（Insoo Kim Berg），也受到著名的催眠治疗师米尔顿·埃里克森（Milton H. Erickson）的影响，德·沙泽尔花了许多时间向他学习。埃里克森相信每个个体的独特性以及每个个体具有自己独特的应对技能——这成为焦点解决短期疗法的奠基石。

短期家庭治疗中心，正如其名，主要与家庭开展工作。那里的治疗师们基于他们对来访者在治疗中言谈的观察产生了一些想法。从一开始，这些治疗师们就对找出什么对来访者起效非常感兴趣，对多做一些有效的工作感兴趣，这个基本原则成为焦点解决短期疗法的一个关键部分。作为家庭治疗中心，系统家庭治疗同样具有影响力，尤其是治疗师们将来访者看作不可忽视的系统的一部分。

这个团队阐述的思想是关于人们如何应对生活中发生的各种情况。人们如何倾向于谈论和聚焦于问题而几乎没有注意到例外（问题不那么严重时，或问题没出现时），而这个团队注意到例外越来越多。这个团队针对干预手段、技术、关注的焦点以及时间把握，发展出一套想法，包括哪些需要在治疗中出现、哪些不需要在治疗中出现。需要指出，虽然短期家庭治疗中心团队里许多人本身是治疗师，但发展焦点解决短期疗法的两个最主要的影响人物，史蒂夫·德·沙泽尔和因苏·金·伯格，他们实际上是社会工作者。这意味着，在某种程度上，他们在治疗中不会局限于"传统的"实践。他们吸收治疗领域之外的其他领域中的有效部分，并在治疗室中试验它们。

当然，这样一段简短的描述并不能公道地评价这个取向的最初起源或是短期家庭治疗中心的实践者们为发展和改进这个取向所付出的努力工作和思考，他们的所作所为成为治疗界及非治疗界的一种现象。我推荐读者们阅读那些能更雄辩地解释焦点解决短期疗法起源及其背后的思想的书籍（见本章后面的书单列表）。

除了贯穿本书将要具体描述的技能、干预手段和技术之外；焦点解决短期疗法的实践者们还要认识到以下这些"关键信念"：

1. 保持对未来的聚焦

2. 重塑问题和问题谈话

3. 扩大积极改变和例外

4. 基于来访者的优势、技能和资源，发现由来访者主导的解决方案

5.　　相信来访者是他们自己生命经验的专家

这些主要的"信念"（连同焦点解决短期疗法的其他观点）展示了一种范式的转变（de Shazer et al., 2007），从传统的、确切地说是现代的、关注问题的治疗取向——了解问题、分析和解释问题、找到问题"根源"、处理问题、避开问题以及其他仍与"问题"相关的关注点——转换而来。焦点解决短期疗法越过问题看问题，并关注什么正在 / 已经 / 将要发生的（不同）。奥康奈尔（2007：385）很好地总结了这种范式的转变，他说，焦点解决短期疗法"为来访者寻找解决方案并没必要了解问题成因"。

许多训练有素的心理治疗师、心理学家和精神病专家如果不去了解问题的病理成因，可能开始会感到不适。他们可能会觉得，基于他们所受的训练，他们可能会"错过"什么。他们甚至可能会感到，如果无视或不去探究那些需要治疗的根深蒂固的问题的迹象或症状，是缺乏职业道德的。基于以前的观念、培训和经验，我对这样的担忧抱有同感，但我同时也记得乔治·萧伯纳（George Bernard Shaw）曾说过："一切思想和行为的进化最初都表现为异端邪说和不当行为。"同科学界、艺术界和文学界一样，治疗界的绝大多数新思想在最初也是难以捕捉、难以欣赏的。一位来访者对我说过的最棒的也是最切中要害的一件事是，他在墙上的日历上将我们的约定见面日标注为"去看'非'医生"。他已经明白了这种范式转变。

导论

焦点解决短期疗法的进化本质

大约四分之一个世纪之后，我们会期待看到一个已有的治疗流派的进化、发散和趋异于该模型最初的描述。这与其他任何一个治疗模型一样。德·沙泽尔和焦点解决短期疗法的其他创立者都很清楚，这个"模型"在进化而且他们很乐意看到这样的进化，只要它还坚守着聚焦解决的主要原则。对许多焦点解决短期治疗师和焦点解决实践者来说，这样的叙述本身就是一种挑战。我被列在一份国际焦点解决的通信名录上已经超过十年，并且参加英联邦焦点解决实践协会（United Kingdom Association for Solution Focused Practice）已经超过六年时间。在此期间，我见过许多试图定义焦点解决主要原则精髓的努力，但我从来没有看到已经达成完全的共识，虽然在许多宗旨和理念上会获得多数人的一致同意（下一章我会谈到）。因此，我们现在看到的焦点解决短期疗法和它最初被描述为焦点解决短期疗法的内容是有一点不同的。然而，关于是否坚持了焦点解决短期疗法，（除本书之外）欧洲短期治疗协会（European Brief Therapy Association, EBTA）的研究报告可以给你一个好的指导，你可以通过 www. ebta.nu/page2/page30/page30.html 这个网址链接找到。但要记住，一个指导，就如欧洲短期治疗协会的报告那样，只是一个指导。试图公式化地受限于某个定义，会让焦点解决短期治疗师远离这种取向的主要原则，在我们的工作中应该是以来访者为导向的而非是以治疗师导向的。

焦点解决短期疗法似乎有三个进化领域

当我说"似乎有"，我必须承认，同时也向读者表达清楚，这只是个人意见。不是每个焦点解决短期治疗师都会同意我的观察和论断。

首先，BRIEF（前身是短期治疗实践，The Brief Therapy Practice）是欧洲焦点解决培训的领军者，它关注德·沙泽尔影响下的极简本质，通过与来访者的工作、实验和团队讨论，主动剥离了该模型"不必要"的部分。BRIEF 可谓是焦点解决的最低纲领派。事实上，这个组织所做的工作，没有使用世界上许多其他地方的治疗师评审组织所认可的治疗"步骤"，但也是有效的（并且它的内部来访者研究也支持这一点）。

BRIEF 因挑战治疗界的现状而赢得尊重，毫无疑问，许多实践者（包括其他治疗取向的实践者）都因参加了 BRIEF 的培训，学习了它的模式而受益。那即是说，它仅仅是焦点解决 BRIEF 的一个模式，是模型本质进化的一个领域而已。BRIEF 并非唯一极简模型，许多焦点解决短期治疗师都采取了这种策略。还有，公平地说，BRIEF 的方式"忠实于"德·沙泽尔持续推荐和使用的奥卡姆剃刀（Occam's razor）原则，在各种理论中选择最简单的部分。

换言之，BRIEF 持续提问能引发改变的问题，而问题的数量尽量少。这种"还原论者"式的方式也是基于一定水平的理解和经验，就像早期在密尔沃基的短期家庭治疗中心所做的工作那样，当时受德·沙泽尔等人培训的受训者们都有研究生学历并且有两年临床经验（Lipchik, 2002）。BRIEF 的实践者们也同样具有资格和经验，他们最小化这个模型的实验不是无中生有，也不是为了最小化而最小化。这是有界限可循的——受治疗师经验驱动并且坚持对来访者好奇的原则，以及受来访者引导。

常见的对焦点解决短期疗法的批评是它只是一套技术而没有对流程的理解。这是一种轻率的批评而且并不符实，我希望读者在读完本书后能够理解这点。这让我想起另一个进化的领域。

焦点解决短期疗法的第二个"进化"是使它在治疗过程中甚至是理论上更"接地气"。伊夫·利普希科（Eve Lipchik），是密尔沃基的焦点解决短期疗法最初的创始人之一，由于她的《超越焦点解决治疗中的技术》（*Beyond Technique in Solution-Focused Therapy* 2002）一书的出版，她在这个领域有了巨大的影响力。虽然在焦点解决界她相对低调，但她的书和模式得到了包括我在内的很多治疗师的共鸣。我们感觉，相比仅仅是使用技术或提问，焦点解决短期疗法以及它如何成功起效还有更多的内涵。同样地，在焦点解决短期疗法界也有一些人情绪激烈地反对利普希科的背离。然而，这本书并不打算去检验这些不同的意见，仅仅是承认有这些意见存在。我不会说我完全接受利普希科的论断，虽然她的文章值得一读。焦点解决领域里的其他的作者们，尤其是原先受训于其他治疗流派的那些人，倾向于比德·沙泽尔及其继承者更多地谈论治疗流程。

有趣的是，要成为许多国家的和国际组织认证的心理治疗师，必须表示出对他的模式（包括焦点解决短期疗法）如何处理"治疗性"问题的理解，例如建立同盟、达成契约、设定目标、总结，等等。依我之见，焦点解决短期疗法对这些话题表述得并不太好，而我将在这本书中写到这些。但是，有时候一些焦点解决短期疗法的支持者会感到不愿意承认这一点。对一些焦点解决短期治疗师而言，可能哪怕只是谈论一下理论，几乎就被看作"反理论"的做法，对此我有时不禁想知道，在一些实践者中它是否成为了一桩著名的讼案（*causecelebre*，法语）。

焦点解决短期疗法最后一个进化领域是实践者们"整合"了焦点解决短期疗法和其他流派。这是可以做到的：比如，与普罗查斯卡（Prochaska）和迪克莱门特（DiClemente）的改变周期（cycle of change）结合（Prochaska & DiClemente, 1983, 1986; O' Connell,1998; Hanton, 2003）。一些实践者 / 治疗师相信，一旦整合发生，焦点解决短期疗法就不再是焦点解决短期疗法，或者就是在某种意义上"掺水"了。那也许是对的，但这并不意味着它必然就不那么有效了。在将焦点解决短期疗法作为一个"完整"（有人用"纯洁"这个词，我不这么用）的治疗模式来实践，与将焦点解决在其他流派模式中作为一个重点来用（这种是焦点解决取向或焦点解决实践），是有明显的区别的。

在给治疗或非治疗领域的实践者和专业人员教学焦点解决短期疗法时，更确切地说是焦点解决取向／焦点解决实践时，我知道我不是这些实践者生活和实践中的专家。我接受他们可能只是通过用一点点学到的焦点解决干预手段和技术，以微小但有意义的方式开始应用。然后他们可能频繁地使用，直到最终他们找到一种合适的方式将焦点解决作为他们的主要取向，当然不一定是治疗——也可以是焦点解决取向／焦点解决实践。有趣的是，我已经提到过几个焦点解决短期疗法界里的著名人物，最初都是非治疗师的身份。通过在他们本身的专业里整合焦点解决取向／焦点解决实践，他们最终成为认证治疗师，我自己也算其中之一。

本书的许多读者们也将会如前所述那样，在自己现有的专业里开始试验或整合焦点解决的干预手段。然后他们也许会选择发展他们的实践以便他们可以完整地使用焦点解决短期疗法为来访者工作。我相信，两种方式都是"可以接受的"，虽然一个人不能仅仅在另一个模式里用了一些焦点解决技术就说他是在做焦点解决短期疗法。

我断言，随着焦点解决短期治疗师人数的增长，治疗实践中的差异不可避免，同时也要分清使用焦点解决短期疗法和使用焦点解决取向之间的区别。在这本以治疗技能为主的书里，虽然不去探究太深，但承认有这样的争论也是很有帮助的。焦点解决短期疗法的最初创立者们对"任何有效的"东西都保持开放的态度

（Miller，2008）。而一些焦点解决短期治疗师的派别性质常常让他们忘记这一点。

最后······

为写这本书，我动用了自己超过16年的焦点解决实践、焦点解决培训和督导的经验，包括近3 000小时的直接治疗。我吸取了与训练有素的实践者、治疗师和来访者的数百次会谈的经验。我从许多地方收集了练习和小片段——我的讲义、别人的想法，甚至有些我都记不清出处了。如果我无法向人们一一表示感谢（通常是由于我记不清确切的会谈或文章），我表示歉意。然而，我要感激许多帮助我将这些原创的想法写入书中的人。

你会看到有许多的案例研究小片段，提出的问题和得到的回答贯穿本书。它们都是真实的，或是基于真实的来访者的会谈。但是，为了保护个人隐私，它们都被修改过。为了防止误解，我需要说明，有些例子不是没有使用"确切的"词汇，而是对没有做笔记的会谈内容的回忆。

你会见到莎莉（Sally），一个有趣的人物，有时她对我的正常节奏和风格来说是个巨大的挑战。跟她在一起我会长时间工作（为了我自己）。有时我挣扎着在莎莉身上保持焦点解决的关注，不过我相信这个模式。

你还会发现一些练习：一些是个人使用的，另一些是给别人包括来访者使用的。你还会看到一些影印的材料，进一步阅读的提示和一些有用的网站链接。

请享受这本书吧。"浸泡"在你需要的那些章节里——本书就是为此设计的。做练习、深度阅读、访问网站，希望你和你的来访者能体验到焦点解决短期疗法带给治疗会谈的自由。我的建议是，试着"理解"焦点解决思维带给原有的治疗世界的不同，同时不用抛弃你已经知道的一切。

在阅读本书时，请记住，虽然技术和干预手段看起来十分简单好用（本书也是这样设计的），焦点解决短期疗法"和其他任何一种治疗取向一样，需要时间和经验去掌握"（Lipchik, 2002:6）。

要点重述：导论　　本章详细介绍了贯穿全书的几个术语。同时简单介绍了焦点解决短期疗法的起源以及发展至今的情况，包括非治疗的焦点解决取向/焦点解决实践。本书是一本以技能为基础的书，而非偏重理论或历史的书。

个人反思　　思考你使用这本书的目的是什么，你会如何得知它对你有用，别人会如何知道你在阅读和使用焦点解决短期疗法，以及别人会如何知道它是有用的。思考你会如何知道你开始明白焦点解决短期疗法是什么，你根据什么线索得知呢？

试试这个 在搜索引擎上输入"焦点解决短期疗法（Solution Focused Brief Therapy）"和"短期疗法（Brief Therapy）"，看看有多少条搜索结果显示。和其他任何一种疗法比较，看看焦点解决短期疗法的知名度有多广，为什么。

本章关键术语 焦点解决短期疗法（SFBT）、焦点解决疗法（SFT）、焦点解决取向（SFA）、焦点解决实践（SFP）、焦点（Focus）、聚焦的（Focused）、短期（Brief）、治疗（Therapy）、取向（Approaches）、起源（roots）、历史（history）、进化（evolvement）、德·沙泽尔（de Shazer）。

推荐进一步阅读

George, E. Iveson, C. , & Ranter, H. (1999). *Problem to Solution* (2nd Edn.) . London: BT Press.
BRIEF 在英联邦、欧洲及以外的地区都有巨大的影响力。这本通俗易懂的书是由三位著名的 BRIEF 培训师合著的焦点解决短期疗法的卓越读本。

Lipchik, E. (2002). *Beyond Techniques in Solution-Focused Therapy*. New York: the Guildford Press.

由最早的密尔沃基焦点解决短期疗法创始人之一写作，在这本书中我们可以显而易见地看到它偏离了模型的简约性。利普希科探索了理论和情绪。

O'Connell, B., & Palmer, S. (2003). *Handbook of Solution-Focused Therapy*. London:Sage.

英国出版的手册，许多章节来自焦点解决领域受尊敬的重要人物，涵盖了团体工作、研究、社会工作及更多方面。每一篇文章格式类似，便于阅读。

焦点解决
短期疗法：
技能、假设和
工作方式

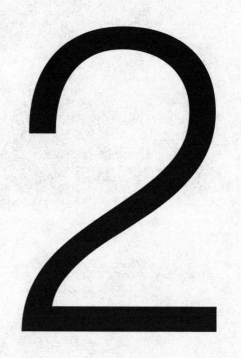

通过本章学习，读者将：

◎ 领会焦点解决短期治疗师对人的假设

◎ 了解成为一名合格的焦点解决短期治疗师需要掌握的基本技能

◎ 体会焦点解决短期治疗师的工作与其他治疗流派工作的不同

前面说过，德·沙泽尔（及其他人）受到米尔顿·埃里克森的工作的影响。在一本讲述埃里克森及其工作方式的书里（Zeig & Munion, 1999），非常好地描绘了焦点解决短期疗法的核心支撑假设。这帮助我认识到德·沙泽尔、伯格和其他创始人将焦点解决短期疗法的发展视为连贯的模式："来访者是治疗选择过程中的驱动力量——而非症状、理论或治疗师的偏好"（Zeig & Munion, 1999：89）。

我们将人们视作拥有一套独特的信念、技能和资源的个体，这些信念、技能和资源能帮助他们应对他们独特的问题。这是德·沙泽尔谈到的一些"关键"（de Shazer, 1985）并且毫无疑问跟他阅读和理解埃里克森的工作有关。焦点解决短期疗法利用这些（来访者）技能和资源，优先于我们治疗师的技能和资源，因此来访者可以向前进。这是根本的信念：不是治疗师的知识，而是来访者的资源使他向前进，虽然存在专业知识的分享带来这样的成果。

我们已经看到自焦点解决短期疗法诞生以来它如何不断进化，以及支撑治疗师工作的一些（几乎所有）普遍被接受的假设是如何发展的。我把本章分为几个部分，以便读者不会被长长的列表弄糊涂。

◎ 假设及信念（第 1 部分）

◎ 焦点解决技能（第 2 部分）

◎ 我们问自己的问题（第 3 部分）

第 1 部分

焦点解决短期疗法中的
假设及信念

焦点解决短期疗法并不提倡理论，因此没有什么权威性的真理可以收集成一套核心的"训诫"。相反，大多数焦点解决短期治疗师同意，对于我们在工作中所见到的人们，是有一些核心的假设和理念存在的。下面简要地解释一下其中一些假设和理念。我所遇到过、讨论过或辩论过的治疗师中的大多数人都同意以下这些假设和理念。

1. 治疗师不是来访者及其情境的专家，来访者自己才是。

2. 可能有一些咨询前的改变。

3. 情况可能看起来是静止的，但改变一定在持续发生。

4. 总有（问题的）例外情形可以去发掘。

5. 来访者有技能、优势和资源；他们以前用过而且可以再次使用这些技能、优势和资源。

6. 来访者不等于当前的问题，他有问题之外的其他方面。

7. 要建构解决方案，你不"需要"了解整个问题。

8. 对与错、指责与过错，不会让事情变好。

9. 小小的改变（向好的方向发展）比没变化好；没变化比恶化好。

10. 有时候"足够好"就是足够好。

11. 每个人都有想要的未来。

12. 语言和意义是在社会活动中建构出来的。

13. 治疗之外的时间比与治疗师一起工作的时间更重要。

14. 识别出什么是正确的，比识别出什么是错误的更重要。

1. 治疗师不是来访者及其情境的专家，来访者自己才是

无论来访者年轻或者年老，他们对自己以及自己所处的环境的经验一定比我们多。这是再怎么夸大也不为过的事实。我发现，当我听到对某人"已经做出了一个评估"，而且评估决定了要对该人所做的工作时，总感到无论就个人还是专业而言，这都是非常唐突的。这个人已经生活了 20 年（超过 175 000 小时）或是 30 年（超过 262 000 小时），而我们，作为专业人员，不可能将他的生命经验，以及接下来要做什么，在一小时内就能总结出来。病人信任他们（心理治疗师）的专业知识，期待他们告诉他什么错了，怎么矫正过来。然而，心理治疗师对病人问题及如何治疗问题的知识的理解，比病人想象的要少得多。也比治疗师想象的要少。（Mair，1992：135）这并不是说我们治疗师没有做出有价值的贡

献。我们知道焦点解决短期疗法，我们知道将会谈聚焦于解决方案，我们知道什么可能对我们见到的其他人有用，我们甚至也知道什么资源是会有帮助的。尤其是，我们知道来访者了解他们自己：什么有效、什么无效、他们具有什么技能、他们拥有怎样的社会支持网络、他们希望发生什么以及他们希望停止发生什么。

我们会分享我们的专业知识并且相互学习以帮助来访者。这是治疗中的"共同建构"，区别于在其他治疗流派中来访者要"配合"治疗师的形塑以及治疗师作出的对治疗结果的决定，后者常常是由治疗师根据特定模式的"步骤"来决定的。

焦点解决短期治疗师怀着未知的心态提问：对来访者的未知、对他们问题的未知、对他们独特的解决方案、优势、能力、支持、以前什么起效过、以及问题的例外情形的未知。这些都是令焦点解决短期治疗师好奇，想要了解更多的内容。如果我们从了解（或认为我们了解）该如何对来访者工作的专家立场出发，我们就不可能以来访者为中心。我们的任务是发现、好奇、倾听。我们还有一个任务是与来访者"合作"找出他们的解决方案，而不是从高高在上的专家立场告诉他们该做什么。外界有时批评焦点解决短期疗法这种合作的立场。它被不熟悉焦点解决短期疗法微妙之处的治疗师（或非治疗师）误解为与来访者"勾结"。为探索可能的解决方案提供空间需要大量的技能。在最近的一次会议上我听到这样的表述：来访者"任命我们为专家"。换句话说，在对他们有帮助时他们允许我们做专家。我喜欢这个说法。

2. 可能有一些咨询前的改变

在第 4 章会详细论述这点。在这里我想说的是,焦点解决短期治疗师相信探索最近发生的任何情况是值得的——也许就发生在初次预约(转介)与来访者第一次来见你中间的这段时间里。

3. 情况可能看起来是静止的,但改变一定在持续发生

世界在不断的变化中。我们在变,我们的来访者在变,每件事都在变。理解这点能帮助焦点解决短期治疗师从许多来访者所指的"卡住"的体验里努力走出来。

4. 总有(问题的)例外情形可以去发掘

跟上面第 3 点有关,如果一切都不是静止的,那么就一定有"问题"没有被发现,或至少不那么普遍的时候。治疗师的角色就是要寻找这些例外,凸显它们并且在任何可能的地方都去扩大它们。对"例外"的关注会贯穿全书。

5. 来访者有技能、优势和资源；他们以前用过而且可以再次使用这些技能、优势和资源

焦点解决短期治疗师不认为来访者是功能失调、没有能力、完全无助的，而是相信情况正好相反。焦点解决短期疗法强调心理健康（Berg & Miller, 1992）以及有效的部分，不像传统的聚焦问题模式更多关注无效的部分或是这个人哪儿"出问题"、需要治疗或干预了。

我们会接触不同年龄和经历的来访者。他们有自己独特的支持系统，独特的应对策略，独特的优势，独特的技能，通常当我们稍微探测到一点点，他们会告诉我们大量独特的、相关的故事来证明这些。这些一旦被挖掘出来，就成为能力的"证明"，这些能力经过治疗师强调以及在恰当的时机给予赞美，从而得到肯定。当我们把人们看作功能健全、有能力应对的个体时，我们就会在治疗过程中自动开启不一样的思维模式。我们寻找他们是"如何"成功应对的，而不去寻找他们"为什么"不能应对。这影响我们对来访者说什么、如何说，做好这点是焦点解决短期疗法的一部分技能。

这个取向并不无视或否认任何困难。我们承认并确认这些困难，并且真诚地表达我们的赞美和好奇，想知道坐在我们面前这个人，是如何在这些困难中继续前行的。

6. 来访者不等于当前的问题，他有问题之外的其他方面

一个有抑郁、焦虑、强迫症、药物滥用、自尊等问题的来访者，同时也可能是一位母亲、儿子、丈夫、朋友，等等。一定会有许多时候他们的身份不是问题的一部分，焦点解决短期治疗师的技能就是要凸显出这些例外情形。通过这样做，我们有意地打破人们对自己身份识别与问题之间的构建。他们也许有工作或曾经有过工作。他们也许有业余爱好。他们当然会有问题之外的其他兴趣。通过假设他们有问题之外的其他方面，我们就可以在他们身上看到那些能帮助他们认识到或利用起来的资源，从而帮助他们朝着想要的未来前进。

7. 要建构解决方案，你不"需要"了解整个问题

这点也许是焦点解决短期疗法最被误解的基础部分。这里我们并没有说我们不要听问题或是把问题看作是毫不相干的。我们在说两件事。

首先，当一个人想要"除掉"一个问题，传统的治疗模式常常会相信最好的方式是探究、理解、向问题妥协，有时候是一点点地"挑"，直到问题被切分成微小的细节。"扳机""根源"和问题的原因经常成为治疗师工作的焦点。对焦点解决短期治疗师而言，找到问题不像找出来访者想做什么那么有成就。倾听问题较

少或不存在的时刻，被认为比不断关注问题更有帮助。倾听来访者做了什么有用的比倾听他们做了什么无用的更重要。其次，不探究"问题"，对来访者和治疗师都是一种解放。助人领域的大多数模型都在寻求最小化、设法应付或远离"问题"。这就是为什么我们会听到人们说"当我患抑郁症的时候""在我是个瘾君子的时候""现在我已经打败了强迫症"，等等。这种用过去的问题来识别现在的身份，在我看来，意味着人们无法摆脱地与问题联系在一起。通过寻找解决方案而非问题的方式——"我要上大学""我想要快乐"——我们允许甚至鼓励人们用别的方式看待自己。他们的身份是他们现在要成为什么，而不是他们过去是什么。

8. 对与错、指责与过错，不会让事情变好

如果有人在家里忘了做家务，因此而惩罚他们不会让任何人感觉更好。也许在某些小的方面能满足惩戒者，但不会给双方带来良好的感受。

在治疗室里我一遍又一遍听到的事情之一是"我错在……""我知道×××发生了，是我的错"。这是来访者的一种自我界定，朝着承认他们在"问题"中的部分前进，这极少能让人们朝着积极的想法和行为前进，或者就算可以，也要花费大量的时间才能做到。同样，我认为是更具破坏性的是治疗师试图让来访者承认错误或过失。

因苏·金·伯格为焦点解决短期疗法贡献了很多巧妙的问题，她特别有名的句子是："你一定有个好理由（做那件事）"。这动人的话语告诉她的来访者她并没有责备他们或是根据他们的行为判断他们，而是接受他们的行为是在特定时期被他们处理某事的方式所影响。

现在很显然我们并不会去鼓励、宽恕或赞成某些行为。同样，我们也不会评判它们。这不是我们要做的事情，而是社会、法庭、家庭还有朋友们会做的。我们的角色是站在焦点解决短期治疗师的视角来帮助人们自助（虽然其他流派，如人本治疗，也这样认为），责备不会帮助人们自助。

对不断为一系列行为或事件而自责的来访者，一个有用的问题是"你注意到的是什么，让你知道你现在是用不同的方式来处理会更好呢？"如果一个人不断地责备其他人，我们可以用这样的问题"指责他们是否对你有帮助？"强调对"你"的帮助是重点。当我向一个抱怨他妈妈没有把装饰品放在"正确的"位置因此害他的强迫症加重的人问这个问题，得到的回答是"嗯，我猜想，在那时是否做强迫症的事是我自己的选择。我明白你的意思了"。我并没有要表达什么"意思"，我仅仅是问了一个问题而已。

有时候，确认（和其他治疗一样）有些事情不在来访者的掌控之内也是有帮助的，所以即使他们曾经想要对此做点什么，他们也不曾做到过。再说一遍，正如其他治疗取向会做的那样，我们应该承认，有时候人们以某种方式行为是对某种诱因的反应，不应该因这些反应被（包括他们自己在内）评判。

9. 小小的改变（向好的方向发展）比没变化好；没变化比恶化好

无须过多解释。如果一个人正慢慢地变好，这就是好。我们不能总是希望跳跃性地提高。实际上，对多数人来说，小步调更现实、更可持续而且绝对比没有任何改善要好。

一些治疗模式将完全没有变化看作缺乏进步。事实上，当治疗的目标是变好时，来访者和治疗师会把没有变化看成挫折。在焦点解决短期疗法中，我们相信，没有变化暗示着许多事情。首先，它暗示着一个人正以某种方式应对或设法掌控局面。对此应该给予掌声或称赞，并且检查以洞察是什么帮助他能够应对。我总是会承认这些，并用提问进一步探究："你是如何做到这样的？"或"你做了什么让你得以前进？"其次，这说明不管用什么方式这个人"遏制"了继续下滑——事情没有变得更加糟糕。怎么会这样呢？他们做了什么阻止下滑？找出这些是我的任务。

这两个因素对焦点解决短期疗法都尤为重要。我们假设一个人不是他的"问题"的被动旁观者，他积极地应对他的生活状况，并且以某种方式阻止了生活变得更糟。这样的假设在某种程度上也是能力的证明。这是焦点解决取向非常重要的一个支撑。我们看到人们的功能健全，而不是功能失调；看到他们的能力而不是他们的无能。一旦我们开始用这种视角去看待人们，无论是来访者还是治疗师，发现和注意到的都将是令人惊奇的。我绝不怀疑，用功能的视角会帮助治疗师在这种取向里保持新鲜活力，不会"耗竭"。

无论来访者开始缓慢地改变与否，焦点解决短期疗法有一个假设，来访者来治疗就是想要改变（O'Hanlon & Weiner Davis，1989）。否则他们为什么来呢？我们不需要强迫改变发生的节奏，只要认识到在某一时刻改变是不可避免的。

10. 有时候"足够好"就是足够好

稍后我们会谈到"量表"和"想要的未来"，让人们讲清楚他们最大的期待在哪里，他们的理想是怎样的。我们不会因它是不可能的（附带条件如让死者复生或是让截瘫的能走路，等等）而驳回，我们需要像来访者那样，接受这可能行不通，而且可能在既定的时间段内或在给定的条件下，无论是在治疗室之内还是之外，都做不到的。我们帮助人们理解，在通向他想要的未来的路上是分阶段的。这些不同的阶段都很重要，有时会有一个点，即使不够理想，却是"足够好的"。

举个简单的例子，一位来访者在初次面谈中表达他的最好期待是"向其他人那样成功"。对他来说，这代表着有一份好工作、结婚、感到自信和快乐。对这位来访者而言，这就是他百分百满意的生活。在治疗室里他给自己在同样的 10 分的量表上打了 2 分。几个月后，当他在量表上得到 6 分，在大学里获得一个职位，他同意说这样已经"足够好"了，不需要再来治疗，虽然他还没有结婚，也没有感到"完全"的自信和快乐。他解释说现在他拥有了一份大学的职位，其他的都会"及时出现"。

11. 每个人都有想要的未来

我们相信每个来见我们的人都希望某事变得有所不同，否则他为什么来？我们的工作是找出他们想要的是什么，而不是他们不想要什么。没有问题的未来是一个很难达到的目标。我们的任务是帮助他们找出他们愿意做点什么来"替代"。强调未来，在焦点解决短期疗法中极为重要。过去和现在也许充斥着问题（虽然它们也可能包含着这些困难是如何被处理 / 克服的例子），但是不代表未来也必须包含这些困难。未来还没到来。

需要指出的是，想要的未来并不一定必须无法摆脱地和问题捆绑在一起。下面是我在培训中经常用到的一个例子，我的问题是我讨厌练习萨克斯的音阶，而我又非常希望我能够带着欢乐和活力做到这一点。我想要的未来，被我一个学员在课堂上发掘出来(谢谢你)，是能够跟其他人一起在舞台上自信地演奏萨克斯。现在我还是讨厌练习音阶，但是我已经上过台而且感到自信。在这个过程中，我意识到我的问题不是跟练习音阶有关，而更多的是跟我害怕做错事有关。

我不因为用了个人的事例而感到抱歉。所有的治疗师也一样，如果你相信对自己有用，你对来访者实践时也会更信任他。一位著名的焦点解决短期疗法的实践者，伊冯·多兰（Yvonne Dolan），认为不仅仅是谈论想要的未来。在她的书《超越生存》（*Beyond Survival*，2002）中，她用了整整一个部分的篇幅来讲"创造充满快乐的未来"。这真是太妙了。

12. 语言和意义是在社会活动中建构出来的

这个假设比较复杂，有许多关注于社会建构、结构主义、后结构主义的书籍和作者以及许多其他哲学和理论的观点影响了焦点解决短期疗法的一些思想者。然而，这是一本以技能为基础的书，不会深入探索理论和哲学。实际上，对于深入理解这些理论对做好治疗是否必要，是有争议的。然而，忽视社会建构和其他哲学/理论对焦点解决短期疗法发展的影响，会是很大的疏漏。

毫无疑问，焦点解决界的"思想家"和哲学家们深受我们做什么、我们理解什么以及我们如何用生活的世界中的构造特别是用我们和他人使用的语言来形塑我们的经验之间的相关性的影响。我已经简略提到过这点，讲到人们如何将问题与身份"捆绑"，在来访者的情境里我们如何不是专家，以及我们看待有能力的来访者的"视角"会影响我们如何倾听和对话。我就谈到这儿，我鼓励读者们，如果愿意的话，进行深入阅读。维特根斯坦（Wittgenstein）、傅科(Foucault)、德里达(Derrida)、贝特森(Bateson)以及德·沙泽尔的一些文章会有帮助。德·沙泽尔深受语言表达方式的影响，在《字词本就有魔力》(*Words Were Originally Magic*, 1994)和《超越奇迹》(*More Than Miracles*, de Shazer et al., 2007)两本书里有探究。

不是所有的焦点解决短期治疗师都像德·沙泽尔这样对理论理解如此有深度。要"做"焦点解决短期疗法，你不需要知道或理解这里所说的所有理论或理论家，虽然略读一些文献至少也是有帮助的。焦点解决短期疗法并不仅仅是一套技术、问句和凑在一起的字词。在治疗室里说什么、用什么词以及为什么用这个词，背后都是有道理的。

13. 治疗之外的时间比与治疗师一起工作的时间更重要

这大概是我"最喜欢的"假设，使我能站稳脚跟的一个假设。当有人来看焦点解决（或其他）短期治疗师时，他们可能每周或每半个月，或其他间隔时间来一个小时，也许稍微多点或稍微少点。我们也许见他们 5 次、6 次，或者 15 次。不管会面的频率和时长如何，必须意识到这只是他们生命里很小的一部分，他们在会谈之外的时间远比在里面的时间多得多。来访者也许会在治疗室里收获一点洞见（我们希望），他们也许会发现和我们在一起的时间是有帮助的（我们希望），但是他们在"外面"做什么才是重要的。我们帮助他们利用好治疗时间，以便帮助他们远离治疗，而当他们不再需要来治疗（迟早的事）时，我们应该感到高兴。

助人工作里，收到来访者的一张"感谢"卡对工作者/治疗师来说是很正常的，但停下来花一秒钟想一想。通过收下感谢卡，我们接受的是我们是来访者改变的工具，但实际上来访者才是他们自己改变的工具。如果我偶尔收到一张卡，我会保存着，虽然我一定不会去展示它。最近我开始做的事情是，当收到一张卡，读出来，谢谢来访者，然后在底部写上一句话，比如"谢谢你让我和你一起工作。没有你我做不到那样"。然后我把卡片送还给来访者。在办公室/治疗室里展示卡片，传递的信息是，我们是改变的工具，而真正的改变的工具应该是来访者。我们仅仅是通过提出正确的问题、聚焦在会谈上，来帮助改变。来访者在离开我们时，知道他在治疗室外能够应对并蓬勃发展。他们应该是被赋予自主权的，而不是受惠的。此外，我们应该感谢，至少对我们自己来说，我们从每一个来访者身上学习了。

14. 识别出什么是正确的，比识别出什么是错误的更重要

如果我们发掘出什么对某个人是"起效的"——问题减少或不存在的那些时候——然后让他们多做起效的事情，不用特别关注，我们也能自动发现问题在减少。让我给你举个例子。想象一个饼

图上有很小一部分，比如说 5%，是代表那些起效的（"当我设法成功走出这个房子的时候我感到好一点"），而 95% 的部分代表着来访者生活中"不对的"所有事情。作为治疗师，我们可以选择对那 95% 开展工作，看起来是个艰巨的任务，或者我们可以选择让那 5% 变成 6% 或 7%，这样任务看起来不那么繁重，更容易聚焦，而且会自动地导致 95% 的不对的部分减少。正是关注和扩大这些积极部分帮助在来访者和治疗师之间建立起合作关系并鼓励协同作用，这都得感谢米尔顿·埃里克森（Milton Erikson）的影响（Hayley，1973）。我毫不怀疑，与某人共同多做些对他们有好处的事或者多留心事情做得好的时候，要比无休止地谈论什么出问题了、问题有多糟糕，要有效得多。当然，我们不忽视那些没有进展好的小部分。我们承认并确认它们，然后找机会凸显那些更为积极的方面。

第2部分

焦点解决技能

虽然我相信实施焦点解决短期疗法并没有固定的方式，也没有刻在石板上的理论要求该怎么做，但还是有一些基本的信念和干预手段，正如前面所概述的那些。在本章中我也会聚焦于一些技能上，就像我在培训中所做的，这样焦点解决短期疗法的新读者们可以"抓住基本要素"，对焦点解决短期疗法有所了解的读者们可以组织他们的想法。本章只是"概论"，这里所谈及的话题在后面的章节里会更深入地探讨。

我和许多焦点解决短期疗法的实践者，都欠焦点解决短期疗法的创始人和影响者很大的人情，如我已经表达过的那样，我故意没有深入介绍焦点解决短期疗法的历史，因为有许多其他的书已经那样做了（深入阅读见本章后面）。我努力给本书带来一些独创性。我也有意地想要催生焦点解决治疗师们发展他们自己的焦点解决路径，既不忽略前人，又能发展自己。

焦点解决短期疗法：
技能、假设和工作方式

焦点解决工作者
所需的技能

焦点解决工作者会用到护理专业的许多人日常要用的基础技能，例如，倾听和表达温暖、接纳、正常化以及确认。我称这些技能为治疗和护理的"通用货币"。焦点解决工作者，本书中指治疗师，要用到的额外的技能绝不是焦点解决工作所独享的。事实上，正如焦点解决工作者／治疗师的本质是帮助来访者意识到并使用他们自己独特的技能，焦点解决培训师和／或作者也会帮助课程的参与者和文章的读者意识到并磨炼出他们已有的技能，我经常告诉人们：焦点解决工作者需要"磨"炼出某项技能，而不是把他们已有的技能扔掉。显然，基于聚焦问题取向的一些技能，在焦点解决短期疗法中通常是不用的，许多焦点解决实践者相信，相比"迫使"人们立即丢弃这些技能的做法，通过关注于发展焦点解决技能，问题解决技能很快会成为冗余，或至少不那么普遍了。这是我们与来访者工作的一面镜子，我在本书后面要强调，焦点解决短期治疗的督导和培训也遵循这样的原则和假设，就像治疗一样去应用这些技能。

不要将下面列出的技能与和它们相关的技巧及干预手段混淆在一起。它们应该被视作是"如何"使用这些技巧和干预手段的指导。"如何"是技能，不是干预手段。此外，书中所有列出的技能都经过检验或细节上的探查。那么这些需要磨炼出的技能到底是什么呢？

我希望下面的列表有所帮助。然而，有一个反复出现的前提条件不是焦点解决短期疗法独有的（所以没有在此列出），那就是倾听。倾听来访者要什么，倾听他们说什么，然后你才能在他们上一个回答中问出下一个问题：这是焦点解决短期治疗师实现治疗性"形塑"的途径。带着好奇的耳朵去倾听，如果不是在你听到什么的基础上，就不要去假设并询问任何事。这被一些焦点解决实践者描述成"持续不断的（relentless）倾听"。事实上，当我在一个国际性的信息群里询问其他实践者在一本基本技能的书里需要包括哪些内容时，倾听高居榜首。紧随其后的就是要问合适的问题。

以下是焦点解决短期治疗师必需的技能：

1.　　进行非问题式谈话的能力。

2.　　探索会谈前改变的能力。

3.　　积极倾听来访者的优势、资源和技能以及他们在过去或现在对这些技能的运用情况的能力。

4.　　探出来访者想要的未来并共同建构出未来丰富或描述性的画面的能力。

5.　　寻找例外和差异的能力。

6.　　对来访者的经验和构建采取非专家立场的能力。

7.　　使用"奇迹问题"的能力。

8.　　使用量表的能力。

9.　　对使用"并且"而不是"但是"保持敏感度的能力。

10. 对使用"怎么"而不是"为什么"保持敏感度的能力。

11. 给予来访者真诚的表扬和赞美的能力。

12. 协商出与来访者朝向想要的未来前进有关的任务的能力。

1. 进行非问题式谈话的能力

本书后面有很多用具体细节检验和阐述非问题式谈话的例子，所以在这里我就不赘述了。我只想说，非问题式谈话是关于简单的谈话与倾听。它与"治疗"无关，只是普通人第一次见面。这个技能要求能够用开放的耳朵去倾听，开诚布公地对话，而不是等着你的下一块治疗性的拼图落进位置。像前面提到的那样，从一开始就保持积极的状态，对其他所需技能的运用会有帮助。

我常常要求参加培训的人们想象他们在公交站台上，公交车晚点了。他们可以选择安静地坐着或者彼此交谈。如果他们交谈，他们会对新认识的人说些什么？对话可能会如何进行下去？

2. 探索会谈前改变的能力

焦点解决短期治疗师抱持的信念之一就是事情总在持续不断地变化。在我与药物和酒精成瘾者以及有持久的心理健康问题的人们一起工作时，我注意到事情的变化可以按月、按周、按天甚至按分钟计。

在第一次会谈的开始就确认，从转介到来访者坐在你治疗室的那一刻，这段时间里是否有任何变化，是很有用的。这可以给治疗师提供线索，了解来访者改变的能力以及什么帮助了他。在会谈的最开始或稍晚时候做都非常有用。在一开始做可以让我们反馈积极面；在后面做可以让我们在会谈结束前给予反馈时反思事情是否已经改变。

探索会谈前改变也能凸显出那些可以引导后续会谈的例外情形。再次强调，这里的倾听指的是积极聆听，并知道何时干预进去。这是所有焦点解决短期治疗师在治疗过程中所有阶段都需要的技能。另外，需要实实在在的技能去"坚守任务"，不要忘记了会谈前改变。下面你会看到一个例子。本书中的例子都会以文本框的形式凸显出来。

范例　　　　我记得我见过一个人，他声称自己从起床就开始喝酒，一直喝到他醉倒。第一次面谈，他是清醒着来的。我问他怎么会？他的回答是："如果我醉醺醺地出现，那简直是开玩笑……你不会相信我想要改变。"

所以甚至在那天早上他就已经做出了一些（咨询前）改变。我的工作是找出他是如何设法做到这点的以及是什么帮助了他。通过这样的改变，哪怕只有很短的时间，来访者告诉我他想要改变并且对治疗能帮到他有信心。

焦点解决短期疗法：
技能、假设和工作方式

3. 积极倾听来访者的优势、资源和技能以及他们在过去或现在对这些技能的运用情况的能力

在所有形式的治疗里，做一个积极的倾听者都是一门艺术。焦点解决短期治疗师的角色是提问开放式的问题，促进来访者用一种能帮助治疗师听到优势、技能和资源的方式去谈话。所以当问到家庭和朋友或兴趣爱好、工作等，来访者已经做了什么以及什么可以去做，他们曾经和现在如何应对，去倾听这些以及表达他们的"独特性"的那些线索是很有帮助的。

积极倾听解决的故事，强化它们并把它们重复给来访者听，不要关注消极的行为和故事，是一种认知技能。它可以创造一种"认知转折点"（McLeod, 1998：150），让来访者调整频道去寻找和聚焦解决方案而不是问题。我发现来访者常常在第 2 次或第 3 次会谈时开始不需要太多提示就能告诉我积极的方面。有一个例子，一位来访者告诉我，她的抑郁症没有好转，但是她现在感觉到会好转的，只要假以时日，更多的治疗，以及她能寻求家人更多的帮助。

需要提醒的是，虽然这样做很有帮助，但是不要只追求去听想要听到的内容而忽略了来访者说到的任何其他方面。记住，在焦点解决短期疗法中是来访者引领；治疗师引领议程是远离这个模型的中心理念的。

范例　　　　有个有严重酒瘾问题的来访者有一次告诉我他曾经是个"跑山者"（在英格兰北部大山上跑来跑去），所以我就花了一点时间跟他讨论这件事。他告诉我，这是为参加比赛进行的训练，他如何设定他的目标、给自己时间恢复、要吃好，等等。我的回应是问他已经做了什么可能会对他处理酒瘾问题有帮助的事。于是他就把自己设定在"训练体制"里，以帮助解决他的酗酒问题，而且非常成功。

范例　　　　另一个来访者告诉我她有个超级大的家庭，其中有些人也经历过跟她类似的药物问题而且他们已经"清白"了。她开始经常去拜访那些家庭成员，从他们那里汲取力量。

4. 探出来访者想要的未来并共同建构出未来丰富或描述性的画面的能力

每个人都有想要的未来，焦点解决短期治疗师需要鼓励来访者视觉化这个未来：在它来临时会发生什么，他们那时将会做什么来取代问题的发生，而不仅仅是离开问题。

焦点解决和问题解决取向之间的主要差异如下：焦点解决短期疗法寻求趋向某事，想要的未来，然而问题解决模式聚焦于设法应对或远离问题，因此工作就被问题所限定了。不要过度沉溺于过去或现在的问题。你不想忽视它，但同时你要"驾驶"会谈朝着

焦点解决短期疗法：
技能、假设和工作方式

更像建构解决方案的地方驶去。

我们用抑郁来举例。在问题解决模式里，治疗师要聚焦于理解抑郁的根源，触发抑郁的扳机是什么，它是如何进展的，减轻抑郁的障碍是什么，等等。关注点移向"减轻"抑郁、管理抑郁或是从抑郁中走出来。一句话，不要抑郁。不要抑郁也许对某人来说是个积极的出发点，但是焦点解决短期治疗师的角色是探索抑郁走了以后会发生什么。未来会是什么样？有什么不同？有什么是在抑郁时没有的？

没有抑郁症的生活也许是来访者未曾仔细思量过的，而一旦思考，就开启了各种可能性：

　　　　来访者：替代抑郁？我不知道。真的没想过。我不知道，
　　　　真的。我猜是正常了。

　　　　治疗师：嗯，假设你注意到你正常了。会有什么不同？

　　　　来访者：我就是正常了，你知道就像其他人那样正常。

　　　　治疗师：嗯。

　　　　来访者：忙碌，不无聊了。

　　　　治疗师：噢，忙着做什么？

　　　　来访者：任何事，一些事。

　　　　治疗师：我想知道那会是……有什么想法吗？

　　　　来访者：你不会放过这个问题，是吧？［笑］

　　　　治疗师：我会，如果你希望我……［暂停］那么你在做

的什么事情会让你知道你更"正常"了，忙碌了？

来访者：我会在图书馆借一本书，那意味着我出过门了，我身边有很多人，我把书拿回家，这样我在家的时候就不无聊了。

治疗师：很棒，听起来是一个计划。会是什么类型的书？

来访者：得了吧，我还没有想到那么多。[再次笑]

存在一个没有问题的未来的可能性的开启，将会不可避免地导向想要的未来，不与过去问题捆绑的未来。

类似的，与有药物和酒精相关问题的来访者工作时，停止吃药或饮酒并不是目标。因为一旦这个目标达到了，下一步是什么呢？通常如果酒精和药物占据了一个人的大部分生命，这些滥用的物质缺席后，一个真空就会出现。我们的工作就是要找出他们要做什么以免出现真空。温和点的问句是有帮助的，如"我想知道当你不再需要花整天的时间寻求注射毒品时，你会做什么来利用你的时间？"或者"那么当你处理好喝酒这件事之后，你觉得你会做点什么别的来代替？"

没有强迫症不应该是目标，但是找出当一个人的时间不花在固定程式或强迫症行为上时，可以做些什么，是更为重要的：

来访者：噢，我会有许多时间去做我想做的事。

治疗师：比如说？

来访者：找份工作，会比较好。

焦点解决短期治疗师的任务是让人们详细地描述他们的生活会是怎样。有点像找到方向。来访者需要视觉化地身处他们想要去的地方以及去那里的步骤。目标设定和奇迹问题是"看到"想要的未来的主要交通工具——本章后面会详述。

5. 寻找例外和差异的能力

当焦点解决短期疗法的创始人最初把它称为焦点解决短期疗法时，他们注意到（并开始去研究）的事情之一就是人们带到治疗室来的问题常常有"例外"（Berg & Miller, 1992）。问题有不存在的时候，或者至少在来访者的生活里没有占据统治地位。密尔沃基（Milwankee）的团队更多关注那些"例外"而甚少寻找问题的"根源"，犹如许多治疗师做的那样。他们学习到当他们发现例外后，就应该更多地聚焦于这些例外，让来访者描述什么起效了，什么有帮助，例外出现时什么变得不一样了。这成为焦点短期疗法的核心。

在来访者的故事中注意到这些例外，对焦点解决短期治疗师而言是个真功夫，因为来访者经常略过它们，很少留意到这些。我们需要非常仔细地倾听才不会错过。有时候来访者甚至根本没有提到任何例外，我们需要再深入一点去寻找它们。不管怎样，在我的经验里总是能找到例外。

6. 对来访者的经验和构建采取非专家立场的能力

这个概念在焦点解决界备受争议，在焦点解决之外的许多人无法欣赏焦点解决短期疗法使用它的方式。虽然我已经在前面将它列为"假设"之一，真正地"做到"非专家的立场还是需要真功夫。简言之，焦点解决短期治疗师和来访者之间的会谈是一个分享专业知识的会谈，但不是以等级的方式——那种治疗师知道答案，来访者接受智慧的方式。因此，我通过提问知道过去什么是对他们（以及他们认识的人）有用和有帮助的，我们相互学习，希望有一个有用而且有帮助的会谈。

与药物和酒精滥用的来访者一起工作，我的第一个假设是他们是有资源的——否则他们怎么能设法将一个（通常还很昂贵的）成瘾行为/习惯继续下去？与抑郁的人一起工作，我的第一个假设就是他们有某种优势和韧性可以从日复一日的无聊、孤独和不快乐中过活下去。与生活在焦虑中的人工作，我真诚地钦佩他们想要克服焦虑的欲望以及他们有能力坐到我面前。我不知道他们如何能够做到坐在我面前而不感到焦虑。与有强迫症的人一起工作，我很清楚他们非常聪明，能在他们的思想和行为之间创立链接。那样的知识将在他们试图改变时帮助他们。

这里我要进一步陈述，如果我们不接受来访者的参考框架和他们对经验及意义的个人建构，不管我们是有意或无意地试图将我们的议程强加于来访者，我们都会遭遇阻抗。德荣（De Jong）和伯格（Berg）（2002：19）很清楚，当我们使用来访者的参考框架时，"阻抗不再是个担忧"。毕竟，我们努力建立一种合作和有帮助的关系。我确实很喜欢这样的表述，不存在阻抗这样的东西。一旦我们接受了来访者的参考框架（或社会建构，如果你愿意），我们就开始帮他们寻找适合于它的解决方案。

举个例子，跟酗酒者工作时，我会寻找他远离喝酒的地方的那些时候。我见过的一位年轻同性恋男人只在当地的一家同性恋酒吧跟其他同性恋男人见面，因为他居住的小镇上没有其他机会与同性恋交往。他在两次会谈之间的任务就是，不要逃避那个酒吧，虽然这不符合他的社会情境的经验知识，但是要建议几个去那里的朋友：他们应该在星期一晚上（酒吧停业时），在酒吧之外组织一个远离喝酒的社交活动。他此前的经验总是他"独自一人"以及和朋友们在一起时就要和酒精联系在一起。一旦他打破那样的联系，他的饮酒习惯就很快改变了。

7. 使用"奇迹问题"的能力

奇迹问题是这样一个问题，它聚焦于来访者"问题"消失和移除或是正在朝向想要未来前进的时刻。这将在第 6 章深入讲解，但在人们谈到焦点解决短期疗法时，大家往往说出他们了解的第一个东西就是奇迹问题。然而，奇迹问题又经常被误解，容易被新手焦点解决短期疗法实践者们问错，这也是他们实践的第一道障碍。在此我要说明的是，在没有"走过场"之前就问奇迹问题会很困难，但是很值得在奇迹问题中多停留一会儿，因为它会为会谈打开很多扇门。

8. 使用量表的能力

这也会在第 5 章进行深入讲解。很多治疗师和专业人员会以各种形式来用量表技术，这也是焦点解决短期疗法初学者感到最简单、最易上手的干预方法。它也是使来访者感觉最轻松的干预方式之一。然而，与其他治疗模式相比，在焦点解决短期疗法中运用量表是有显著区别的，在使用过程中也需要不同的技能。

9. 对使用"并且"而不是"但是"保持敏感度的能力

我很感激短期疗法（那时称作短期治疗实践 the Brief Therapy Practice）第一次将我的认识转移到这种细微差别上来。很多时候我们会说自己并没有留心所用词句的细微差别，事实上甚至一个词汇选择的微小变化都有可能带来很大的不同。当某人经历过很多的痛苦并仍然来与我们见面时，我们经常会清晰地表达出惊异之情，以示鼓励和赞美，我们会这样来看：

"哇，你经历了这么多事情，但是你仍然设法来到这里，真不错。"

这可能对来访者意味着：

      "你的问题还不至于严重到让你来不了这里。"

这听上去好像你在轻视和忽视他们所经历的问题或是他们为了见你所做出的努力。现在，请在你的脑海中仔细听：

      "哇，你经历了那么多事情，而且你还设法来到这里，真不错。"

这就是一个更积极的回应，同时认可来访者为了到这里来所做出的努力。

10. 对使用"怎么"而不是"为什么"保持敏感度的能力

还是一样，我们问问题时一个小小的差别就可能使人们听上去的感受有很大的不同。对我来说，"为什么"问题可能是在提出挑战，而"怎么"问题才是真正的询问。只需要大声对你自己说下面这两个句子，你就会知道我说的是什么意思了。

"你为什么认为戒掉酒瘾是对你有好处的？"

"你是怎么看待戒掉酒瘾是对你有好处的？"

下面两个问题中的第二个问题开启了可能性，让来访者变得更具描述性，这就是我们正要寻求的。

"你为什么会那么做？"

"你是怎么做到的？"

第二个问题开启的可能性，让人们去解释和描述他们的优势和资源，以及他们做这些有帮助事情的步骤。

虽然我们都有自己说话的方式，但"怎么"或是"如何会"看上去对我来说比"为什么"更好。这里我的建议就是焦点解决治疗师需要思考自己提出的问题使来访者听上去是怎么样的。这些细微差别是非常难掌握的技术，因为我们日常生活中充满了各种"但是"和"为什么"。

11. 给予来访者真诚的表扬和赞美的能力

不是每个人都喜欢被赞美，这是我在此唯一的提醒。除了这一点，赞美绝对是妙不可言的。告诉人们他们做得很好，这非常重要，可以让他们相信自己做出的努力。

很多毒品和酒精滥用者早已习惯于被"奚落"了，常常被别人说没用甚至更糟。许多有抑郁症的人感觉自己"一文不值"，有焦虑症的人感觉自己"无法"做确定的事情，或感觉自己是"不正常的"。很多青少年和年轻人习惯于被看作是问题群体，只是因为他们是青少年。而令我感到惊讶的是，他们常常对积极反馈反应得如此之快，如此之好，不只是在治疗室里，而且在生活的各个层面都是这样。

我们作为焦点解决治疗师给来访者赞美并不是因为我们是好人，因为我们很善良（虽然我希望是这样），更多的是因为人们对赞扬会有好的反应。这对来访者开始积极听出自己做得好的部分和注意到这些是很有好处的。同样令人振奋的是，人们可以从一个客观的、第三方的角度听到赞美，因为从熟人那里听到的赞扬，不总是能"听得进去的"或是容易相信的。

至关重要的是，去"训练"来访者通过治疗过程来寻找什么是有效的和什么将会有效，让自己认可那些有效的东西，让他们自我赞美，尤其是当来访者习惯于留心那些无效部分的时候。然而，需要指出，给出和接受赞美似乎在全世界各不相同。当美国治疗师对来访者赞美的时候（可以在很多训练视频中看出），似乎来访者早已认可这样的做法，这是一件好事。从我的经历来看，英国治疗师则不会这么做，来访者似乎也没有这么容易接受。有趣的是，在近期的一次焦点解决会议中，我看到至少两位焦点解决短期疗法实践者很明显地对于同事的赞美表现出不安。如果我们无法接受这样的赞美，在真正赞美别人的时候也会成为一种困难。

我们工作的一部分就是要帮助人们认可他们自己的成就，不要让他们聚焦于失败。表扬与赞美永远不要是虚伪或是恩赐的感觉，而是要真诚、温暖、鼓励和基于现实的（De Jong & Berg, 2002）。在特殊情况下，当来访者不太愿意接受对自己的赞美时，有时候让他们跳出自己的视角来思考："那么，当你的朋友有社交焦虑，他们还能设法去镇上，你会如何让他们知道他们做得很棒？"

12. 协商出与来访者朝向想要的未来前进有关的任务的能力

关于任务，在焦点解决短期疗法界有很多争论，但我这里并不想去探讨这些。对读者来说，知道有争论这件事就足够了。一些焦点解决治疗师不再使用任务，而另一些则一直在用；我觉得这对来访者是一种有用的工具，这就是把它纳入本书的原因。"任务设定"和"任务商定"之间是有相当大的区别的，治疗师和来访者是如何看待这种区别的呢？我会说，任务应该总是被商定出来的，而不是由治疗师"给"出来的，这种给的方式在其他治疗师那里会很常见，比如在认知行为治疗中，这点我稍后再说。此刻我要说的是，"接下来的一些小步骤"甚至于让来访者做个尝试，都可能比"设定目标"更"柔和一些"，更可取一点。我会在第 7 章里详细说明。

工作中技能的使用"方式"

在短期家庭治疗中心，特别要提到因苏·金·伯格开发出这些技能的首字母缩略词，或者说至少是发展出这些技能的应用——EARS（De Jong & Berg，2002）：

E—引出例外（Eliciting exceptions）：我之前提到过这个，将在本书后面几个地方详述。毫无疑问，如何寻求和找到例外，这是焦点解决治疗师必须学会的主要技能。

A—扩大例外（Amplifying exceptions）：这个也要在后面详细说明。一旦发现了例外，就必须将它展开。

R—增强成功与优势（Reinforcing successes and strengths）：这个贯穿于整个聚焦解决会谈，从感谢来访到在会谈结束时给来访者提供反馈。

S—重新开始（Start again）。最初这只是给治疗师一个提示，让他们去问"还有什么也不错"，然而，它可用于聚焦治疗会谈非常多的方面。如果我们作为治疗师陷入僵局，以来访者的目标和最大期待最为起点，重新开始会是一个有效的做法。

为了详述上面的内容，很有必要注意 SFBT 的"简洁"属性，我们想要在一个清晰的焦点之下工作。然而，这并不总是意味着快速前进。我们必须注意来访者的步伐，相应地调整我们的脚步和干预。

我们必须一直保持倾听，认可来访者，确认他们的经历，并给他们反应，让他们知道我们在做这些事情。这与其他疗法并没什么不同，我会称之为"通用货币（common currency）"。如果不去做这些事，我们不只是冒着丧失已经建立的治疗同盟的危险，而且会面临无法依靠任何已有同盟关系的风险。

我们会做些笔记（其他模式中不是所有治疗师都会这么做）。我们写下"关键"的要点、单词或是短语，这在会谈结束给反馈的时候会特别有用。我无法记住在一个小时治疗中成千上万的词句，而且如果我要给出坦率的反馈并写出准确的案例记录，我需要这样一些提示。

我们会尝试帮助人们尽快离开治疗，而不是拖着他们。在治疗界惯常会强调在来访者能够前进之前，必须找到"问题的根源"，这并不是我们的关注点。这也是我们在 SFBT 中的一种工作方式。我们不允许自己在寻求问题的根源方面分心。

我们也很少关心治疗的一些"惯例规范"，比如寻找阻抗或逃避，注意移情和反移情，留心目光接触水平，座椅位置，等等。与之相对，我们更关心"什么是有帮助的"和在与来访者的关系中尽早建立这些有帮助的内容。我们还会和来访者不断"确认"，来保证我们仍在正确的道路上。

我们不会过分关心过去的细节，除非能强调出优势和能力，或者是来访者第一次告诉我们关于他的故事（Macdonald, 2007）。所

焦点解决短期疗法：
技能、假设和工作方式

有上述要点并不意味着我们是恐惧问题或是恐惧过去的。刚开始讨论问题让我们知道为什么来访者会来见我们，了解他们的应对机制，他们都做了什么好的事。讨论过去给我们机会去更好地理解来访者（我们永远不可能"完全"理解他们），也能看到他们过去做了些什么是有帮助的。

那么，现在你心中应该对焦点解决治疗师的角色和 SFBT 实践应该具备的基本技能有了一定的了解，焦点解决治疗师还重视些什么呢？

第 3 部分

问我们自己的问题

焦点解决的工作者总是在会谈间、会谈中以及会谈后"检查"焦点解决取向的核心理念和价值。一位焦点解决工作者问自己或来访者的问题如下，这些问题会主导整个章节列出的干预方法。

我是有帮助的吗？

焦点解决短期治疗师只有一个目的，就是尽可能对来访者有帮助。这意味着倾听、使用干预、问问题、谈话等，所有这些，如果对来访者没有帮助的话，就是徒劳的。这就是焦点解决创始人的简约特性发挥的作用。假如他们没有直接的相关和帮助，为什么要问这些问题？我将反复核查我提问的有效性并尽可能收集较多的反馈。这不仅会指导我的干预而且会让来访者知道我真的很关注和在乎对他们带来的帮助。

我的来访者认为我做的什么是对他们有帮助的?

许多模式认为要在"正确的"时机提问"正确"的问题,才能一切进展顺利,否则的话会带来某些深层次的根源的理论问题,例如,"阻抗""矛盾""移情"等问题。有焦点解决理念的治疗师的提问不仅是要确认他们是否对来访者是有帮助的,而且要知道他们做了/问了/探讨了什么是有帮助的。焦点解决口头禅"有效就多做一点"的重要性就在于此。假如一位来访者告诉你他们已经发现,关注(该问题的)例外对他们是有帮助的,那就多做一些! 同样,假如来访者说询问例外对他们是没有帮助的,因为他们只想到一个例外,可能去探讨那个例外是有用的,不要再问更多例外。

在大多数会谈的结尾,尤其是所有第一次会谈的结尾,我会邀请来访者对会谈的"有用性"进行评分。这点不要和评判我做得多好混淆起来。从打分值以及进一步的讨论,我会知道我对来访者的工作方向是否正确。正确的方向对来访者而言是最重要的,是否正确不是由我的治疗模式告诉我的,也不是那个理论告诉我的。

我能做些不一样的是什么?

你是专业人士;你得到酬金或者至少你被训练成有帮助的人、能帮助他人的人。假如来访者/治疗会谈进展得不那么顺利,你的任务是尝试做些不一样的，例如问一个不一样的问题。尽管在一些助人模式中，来访者不能回答问题可能会被认为是逃避或阻抗，但焦点解决假设是来访者（还）不回答一定有个好理由，我们可能需要尝试做些别的努力。

有时来访者只是没有理解整个问题／干预，有时他们感到不是很有用或不恰当，有时我们说的时机不对，或者我们的思维过程和来访者的不同步。比起探究这个僵局背后的理由，我们尝试做些不一样的努力更重要。令我吃惊的是，每次这样做，当我问"我们谈点什么对你是更有帮助的"时，来访者的回答都能给予我指示。尽管我没有"证据"解释为什么来访者会发现这是有用的，但我推测一方面治疗师"放下"等级；另一方面来访者思考治疗需要朝什么方向发展对他们有帮助，这是两方面结合带来的效果。

来访者的能力、优势和资源是什么？

假如你不知道来访者是如何应对的，他们有怎样的能力和优势，他的家人和朋友给他的支持是什么等，那么期待他们能利用这些是没有希望的。有时人们不能完全意识到他们自身的能力，当焦点解决理念的治疗师作出一些他们自己都不知道的反馈时，来访者可能会十分惊讶。此外，能看到来访者的能力、优势和资源，说明作为一名治疗师，你能看到人们更多有效的方面。如同多米诺骨牌效应，你和来访者看到的优势越多，他们似乎可以找到的就越多。

来访者想要的未来是什么？

来访者希望发生什么是和现在不一样的？假如你不能和他们确定他们想要去哪里，基本就不可能帮助他们知道他们在路上。我非常赞同让人们可视化他们想要的未来，尤其是在奇迹／美好提问之后。我想知道他们看到了什么，或者至少从他们的描述中能明白他们想要的未来的真实感。这些描述让人们产生了"新的"记忆，以致当人们真的经历这些改变时，他们就会像老朋友一样，欢迎到来。

来访者会如何识别出他们想要的未来正在发生的迹象？

所以，一旦你知道了他们要去哪里（想要的未来），下一步要确立的是他们沿着正确路线前进的迹象是什么。他们注意到了什么就说明他们正在前进的方向是正确的？其他人会注意到什么？总之，根据他们的"目标"，来访者怎么会知道他们正在朝着他们想要的地方前进？

来访者和我如何知道会谈是有用的？

焦点解决短期治疗师不会简单地假定：我们工作得不错，治疗对来访者是有用的，以及我们做了所有我们需要做的。我们会提问。

我们可能用各种方式来问。也许最简单的是"你觉得这次会谈／上次会谈有用吗"？假如来访者回答是或者不是，进一步探究"最有用的是什么"或者"我／我们能做点什么，让它更有用"？我们需要找出是否有什么在会谈中讨论的内容，在治疗之外的现实生活中被证明是有用的。我会让来访者说一些事情（回应"最大的期望"／开场），例如"我想知道怎么样会更加自信"或"我想能够多出去"。我们的角色是"核查"，看一下治疗会谈是否正帮助他们实现或朝着这个方向走。说穿了，就是让治疗是有用的。

来访者什么时候以及如何知道该结束会谈了？

焦点解决短期疗法一个主要的支撑基础是，来访者只会在治疗有效时才来治疗，而且我们是在第一次会谈中建立的"焦点"上进行工作。如果可能的话，应该避免无期限的、长期的治疗。此外，焦点解决短期疗法是来访者引导的模式，来访者有更多的自主权，清楚知道什么时候应该结束会谈，由他们自己提出结束会谈而不是治疗师"告知"他们应该结束了，以免感觉被抛弃或觉得工作还没结束。尽管对此我不能提供实证依据，但基于我的经验，我推测当来访者决定是时候不再来了，那么会有更少的"返回者"过来治疗。

结束，不论是单次会谈还是治疗本身的结束，都会在第 8 章作详细陈述。只需说的是，在治疗关系一开始，来访者和你就应该清楚，你们会如何知道是时候结束这个会谈了。

其他人怎么知道来访者的情况变好了？

也许这是焦点解决短期疗法的创始人所做的家庭治疗工作本身展示出来的。系统治疗和系统方法论认为来访者是其他事物的一部分，一个较大的系统——家庭模块、社会关系网、工作场所等。这也被焦点解决短期疗法接纳和采用，因此，"你的同伴怎么会知道你来这里是有用的"是焦点解决短期疗法中常见的问题。通过这样的提问，来访者能"外化"他们进步的迹象。来到这里的来访者被要求把他们的到来归为外部驱动／推荐，用在他们身上尤为有效。因此，我们可以问："所以，你来这里只是因为你的社会工作者要求你来。我想知道这次会谈之后，他们注意到了什么就说明这次会谈是有用的？"我们不仅仅是在问来访者注意到的"变得更好"或"改善"的事情。我们也想让他们去看是否其他人也注意到了这些进步，而不仅仅是因为人们认为他们以前"不好"现在"好了"，或者以前"不正常"现在"正常了"。这通常有很长的一段路要走，而且旅途似乎会很艰难甚至难以控制。因为人们的关注点不同，伙伴或朋友告诉来访者他们"在路上"，这能给他们的旅途带来额外的动力。我的一位来访者告诉我，她的丈夫评论她现在又开始听更多的音乐了。给她的暗示是她正在感受更多的"自己"。一位男士的同事告诉他，他看起来"神采飞扬"，意味着他变好的睡眠开始对他的心情产生作用。

要点重述：
技术、假设
和工作方式

现在你对焦点解决短期治疗师所用的基本技能有了一些了解，并知道了治疗师用这种方式进行工作时的思维模式，焦点解决短期疗法实践的基本假设以及焦点解决短期治疗师如何看待来访者。这些都会帮助你更好地理解下个章节要阐述的具体技巧。

个人反思

看过焦点解决短期疗法中"够好了"的假设，考虑一下你自己的生活领域。可能是学术成就、弹奏某种乐器或者参加运动，甚至可以是个人的财富积累。你理想的状态是什么样的？你现在离那儿多远？你看到什么就知道自己正沿着这条道路前进？假如你不能到达那里，对你而言够好的点是哪里？我举个例子。在我写作本书之际，我 47 岁。为了保持健康，我打了两年羽毛球（双打）。我希望能够达到国家级水平，那是我的理想，想要的未来，10/10。这不会发生。当我年龄大时，我已经打了很长时间，球技会更好，但我的体能和协调性会变差。所以，我的"够好"是能固定在我参加的（我们有 3 队）俱乐部的"B"队就好。目前，我担任"C"队的队长并且有几个项目是在 B 队完成的，所以，我在很好地通往我的"够好"之路。

试试这个

下次和你的来访者在一起时，试着做个"侦探"。每当来访者陈述时（我是一名糕点师，我过去常常做面包），如果可以的话，在会谈之后或者会谈期间，简单记下所有能表示这个人积极态度的内容，例如：他们能出去工作，他们是有条理的，他们能烹制，他们懂得时间控制，他们懂数学（混合成分），等等。

本章 **关键术语**	技能、倾听、不一样、注意、假设、优势、够好、如何、有帮助的、利用、优势、迹象、EARS、起效的是什么。

推荐进一步阅读

Macdonald, A.（2007）. *Solution-Focused Therapy: Theory, Research and Practice.* London: Sage.

这是我读过的关于焦点解决短期疗法最容易也最全面的一本书。它为我们了解焦点解决短期疗法提供了历史深度、起源和理论假设。同时它也详细介绍了其研究范围和探索了焦点解决短期疗法的广度。

O'Connel, B.（1998）. *Solution-Focused Therapy.* London: Sage.

比尔·奥康尔有一种深入浅出的写作方法。这本书很好阅读，它涵盖了广泛的领域。这是一本有用的书，我会让读者直接去读第21页的一个非常有用的表，这个表展示焦点问题与焦点解决方法之间的差异。

焦点解决
短期疗法的
开场与咨询师
的角色

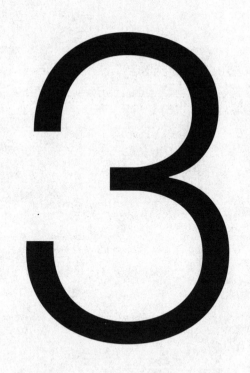

在阅读完本章后，读者会：

◎ 理解关注开场在焦点解决短期疗法中的重要性

◎ 对焦点解决短期疗法中治疗师的角色有清晰的认识

◎ 欣赏探索会谈前改变的重要性

◎ 理解如何以焦点解决的方式使用非问题式谈话

◎ 理解在焦点解决开场中强调优势技能和资源的重要性

很多常见的惯例和准则要求治疗师以及其他助人专业人员要为来访者作出重要的计划，使用一些工具作为评估方法和照护计划；这些计划通常只是偶尔取得成效，因为来访者可以在任何时候、由于任何理由而停止咨询。这很让专业人员感到挫败，对来访者来说也帮助不大。焦点解决短期治疗师不会假定每次会谈都会引发后续会谈。因此，重要的是每次焦点解决短期疗法会谈都是独立完整的，都有开始、中间和结尾。

在第一次（和随后的）会谈中，开场是极其重要的。开场应保持尊敬，并开启会谈的焦点：它们为来访者与治疗师设定好情境，这个情境是未来导向的、解决导向的和对来访者的需求是有所响应的。我们通过及时响应来访者的议程，真诚倾听出他们来找我们想要达成的目标，从而建立起稳固的治疗同盟，而不是把他们置于某种类别当中，用严格的方法要求他们做事。当治疗关系在会谈早期被建立起来时，它就可能预示着积极的结果（Bachelor & Howarth, 1999）。

如果我们用一个结构化和聚焦的方式来开始治疗过程，我们就更有可能保持住焦点的凝聚。如果我们不这么做，那么就不得不很艰难地去回顾或维持一个焦点来工作，并且在结束时会曲折地远离焦点。保持聚焦从刚开始就在发挥作用了，作为焦点解决短期治疗师，第一次开场是最重要的。德·沙泽尔把焦点解决治疗师比作夏洛克·福尔摩斯（Sherlock Holms），倾听寻找线索，不被不相干的事情烦扰，这些事情会让我们在工作的焦点上分心，随之产生的有用方法也会变少（de Shazer, 1994）。有趣的是，我在一次会议时参加过一次工作坊，当时比尔·奥康奈尔（Bill O' Connell）和他的同伴说高速公路标志可以和焦点解决短期疗法联系起来。为了保持我们的聚焦点，他们给我们示范了如何在不转移来访者最大希望的前提下进行转化。

在我进行训练时发现，助人专业人员会花非常多的时间来让人们感觉"舒服"。这倒不是什么错事，但可能会让人们偏离主题，而非聚焦于目前的任务上。所以说，请继续让人们感觉舒服，但一直要把目的铭记在心，在保持聚焦的同时也可以帮助人们感到舒服。

有一点很重要，一旦治疗师和来访者出于治疗目的在某个聚焦点上达成了一致，那么治疗师就必须保持遵守这个焦点，不要去寻求来访者所定义的焦点之外的意义。如果不这么做，可能会使治疗师偏离来访者的议程，忽视他想达成的目标（Koss & Shiang, 1994）。所以，如果来访者说他的目标或最大的希望是获取更多信心，用焦点解决的方法就要去检验和探索当他们更有信心的时候他们（和其他人）是如何知道的呢，这会比探索许多年前发生的事情（可能是缺乏信心的原因）更为合适。他们已经说过想要更有信心，而不是想了解自己为什么这么缺乏信心。

来访者可能在来找你之前就已经有一些评估、干预前的问答和各种干预措施了。然而一个人不会忽视自己之前所做的事（尤其是与危险相关的），值得注意的是，你只是和他第一次见面，不要过度受评估过程的影响。通常来说，评估都是些问题导向的问题和假设。评估并非是全部的事实，会受到在特定情况下来访者即时情绪和其他专业人员即时想法的影响。

我曾经问来访者，在他们进入治疗室之前，是如何应对目前的问题的。得到的回应是他们在填"那些令人沮丧的表格"之前一直认为自己做得还不错。他们所谈论的就是我们熟知的对抑郁和焦虑的自我评估工具。这里会有例外，其中职业功能焦点解决量表（Duncan, Ghul & Mousley, 2007）确实值得一提。这个评估工具用了积极的框架陈述，与去探讨问题的根源完全相反。

话虽如此，即使是在充满问题的评估过程中，焦点解决工作者仍能神奇地进行工作。令人充满希望的是，接下来的几段内容将会做点尝试，看看我们可以做些什么。举例来说，一种被人熟知的自我评估工具会用来问来访者，一周中有多少天会被"焦虑"所困扰。这个问题旨在判定来访者在生活中遭受这些感觉的情况。焦点解决治疗师不会忽视这些情况，但是会聚焦于焦虑不那么糟糕的时候。所以说，如果来访者回答每周至少有三天会遭受焦虑，焦点解决治疗师就应该立即考虑"我想知道其他几天他们做了什么是有帮助的"。他们不只是想到这一点，还会去问来访者这个问题。

另一个例子是整天酗酒的来访者，我让他们列出喝酒的天数。他们也必须写出在喝酒之前和之后的感受，喝酒的原因以及喝完酒产生的问题。然后他们带着十分痛苦的情绪来到我这里。我当着他们的面把酗酒日记给撕了，然后我们一起用一种不同的"日记"来工作，日记的标题如下：

◎ 那天我尝试着做点别的什

么事而不是去喝酒

◎ 在一个无酒日过后我感觉
如何

◎ 什么东西或谁帮助了我

◎ 在打败"酒魔"（这是他
描述酒精问题的原词）方
面的信心可以打几分

治疗师的这个"转化"聚焦于什么是有
效的，而不是什么是有问题的。这通
常能够鼓励来访者思考问题减轻或是
不存在的时候。所以我们的角色就是：

◎ 倾听线索

◎ 倾听例外（并扩大）

◎ 温和并坚持地问有帮助的
问题

◎ 仔细听任何的优势和独特
的应对策略

◎ 倾听过去的成功和未来的
策略

◎ 在来访者的议程、他们前

进的方式和他们想要的未
来方面合作

◎ 综上，我们的角色就是坚
持这些任务

在我看来，焦点解决短期治疗确实
是以来访者为中心的。麦克劳德
（McLeod）（1998）说来访者中心疗
法对人有这样的理解，人们对自己是
怎么样的和自己想变得怎么样都有一
些看法。焦点解决治疗师也赞同这一
观点，帮助来访者利用好自身的独特
性来向他们想要的未来前进。焦点解
决治疗师的角色要用温和的质问和探
询来更多地引导来访者前往想要的未
来。这意味着我们预期能够通过问题
发现来访者的优势、资源和能力。在
与比尔·奥康奈尔的个人谈话中，他
曾经跟我说，我们的角色就是作为
"亲切的询问者"，在这一点上引起了
我的共鸣。

所有这些对于角色的焦点和澄清（不
仅有内部的还有外部的）开始于开放

式问题；如果我们领会错了，就要一直努力重新获得焦点。这也是许多新手焦点解决短期治疗师开始出错的时候——开场。

在用这种方法训练别人时，我会有意打断干预过程并把治疗会谈分为几个"部分"，把开场作为这个模式中的"独立部分"。如果我们没有足够重视开场，往往受以前训练和经验（充斥着问题的世界影响，进入问题解决并给予帮助的角色）。在生活中，我们确实是这样做并且取得了成功，但那并不是治疗师的角色，我们常常自以为知道什么是最好的。但作为焦点解决治疗师的角色，就必须抛开这些假设。开场并不仅仅是寒暄，我们不应该低估他们的能力，认为只有接下来的咨询时间才是对他们最有帮助的。

来访者的代表——莎莉简介

莎莉用来代表我在本书中所讨论到的每一个干预中的来访者。这是因为在我的焦点解决实践中和她接触的时间相当长——共 23 次会谈，持续近 18 个月。而其余来我的心理咨询机构的来访者，包括付费的和志愿者，在这 9 年里，平均会谈次数为 5.3 次。

在她的医生建议她需要心理咨询之后，她找到了我。其实她也不确定自己来见我是否会有帮助。不如说，她也不知道什么可以帮到她，能确定的是自己只是在那等死（虽然她现在才 35 岁）。

莎莉是个非常积极的年轻女性。在来见我的前两年还和她老公一起环游欧洲和部分亚洲地区，其间一直靠拉小提琴在街头卖艺来为她的两年旅行赚取经费。在我们第一次见面的 10 个月前她不幸进了医院，做了个常规手术，之后出现了术后感染，这差点要了她的命。她因此留下了很严重的残疾，在没有帮助的情况下无法行走（她的一只腿上有支架，现在还在用手杖），她的左手也不太能动，尤其是手指，并一直遭受气管切开术的痛苦。她不再享受"任何事情"了。音乐曾是她的全部，陪她度过了那场旅行，那种快乐现在也已烟消云散，她对身体情况的改善也不抱任何希望。她曾经享受着与老公之间的亲密关系，在我们第一次见面时她告诉我，自从手术过后他们就没有过性生活。她还说他很善良、有耐心，他就是她的"摇滚乐"。

在后面你会对莎莉有更多的了解。

开场问题

在英国和世界上的一些其他地区，治疗师在开始治疗之前，要向来访者概述工作中的保密性要求，例如，来访者的信息是如何记录和保存的，他们如何取得信息，等等。治疗师们也会被要求列出他们打算如何与来访者进行工作，对于治疗模式做一个简短的解释并可以举个例子。也会需要解释如果识别出危险会如何处理，比如来访者有自杀想法。最后，还会有一张单子解释健康和安全问题，比如消防出口在哪里。

在所有这些事情完毕后，就是时候开始进行适当的工作了。在讨论"开场"之前强调上述问题的原因是两方面的：第一，"开场"

在一开始并非是治疗性的，而是实用性的，这只需要以治疗师的身份来说明就好，不需要很多专业内容。第二，是为了说明在治疗性开场问题之前需要一个"转换"。每当实践偏移了路径，我经常会这么说："你现在准备好开始了吗？"或是："现在进行会谈你觉得舒服吗？"或者甚至是："实际的东西就这么多，我们现在开始治疗工作你觉得可以吗？"

示例问题1：
"你希望从今天的
会谈中得到
些什么？"

这是个很好的开场问题。而不是模糊地用"让我们看看要谈些什么"作为开始，我们立即帮来访者聚焦于在接下来的1小时或50分钟或其他任何时间里谈什么会是有帮助的，这与当他们结束会谈时可能会发生什么有关。

通过说"从"今天的会谈开始，而不是说"在"今天的会谈中，我们马上意识到人们会从这次会谈中得到点什么，用到他们的真实生活中。他们不会只是把它留在咨询室里，而在咨询室外就无计可施了。我们需要倾听来访者的反应来确保他们能够把这些东西带到生活中，而不只是我们自己假设他能够做到。事实上，我经常听人们说"在治疗过程中"确实有效。我更希望他们在治疗之外也能起效。有些人可能会这么说："我想戒掉毒瘾，可以吗？"这在接下来的1小时中是不太可能发生的，一个合适的回应可能会是："如果这次谈话能帮助你开始那么做，你觉得我们在这里谈些什么会是有帮助的？"或者是："假设这里发生了什么帮你戒

焦点解决短期疗法
的开场与咨询师的角色

掉毒瘾了，在这次会谈结束后，下次会谈之前，你会注意到什么不同？"

我们还需要确立此刻的"戒除毒瘾"只是去做些不同事情这一方面其中的一个目标。如果把问题消除作为目标，我们就是在问题中尝试——就是问题导向的。焦点解决治疗师需要找出有哪些代替问题的事情可能发生，或问题消失后会发生些什么。这些会成为焦点，而且在早期就需要建立起来。

> 治疗师：你希望从今天的会谈中得到些什么？
>
> 来访者：我不想再躲起来了。
>
> 治疗师：那么如果你没有躲起来，你会做些什么事情来代替呢？
>
> 来访者：做点事，去购物，去镇上，你知道，做些平常的事情。

另外，两个可以尝试的开场问题如下：

示例问题 2 和问题 3　　　　问题 2：你对于今天最大的期待是什么？

或者

问题 3：从今天开始你最大的期待是什么？

这里的两个问题看上去差别不大，但意义却不尽相同。并不是说其中一个比另一个好，而是你有可能得到非常不同的回答。

就第一个问题来说，它聚焦于来访者想要什么。"你对于今天最大的期待是什么"，设定了一个牢固的框架"此时此地"。来访者可能会这么回应："可以让你理解我现在所经历的。"我们可以问他们如何知道我们有更多的理解了，如何理解对他们来说是有帮助的，等等。

在焦点解决工作中，问来访者在会谈中可能会发生什么是不合适的，因为会谈本身并不是关注点——"聚焦于未来"才是关注点。这意味着来访者可以回应说他们想让你做什么，或是他们想在会谈中获得什么，例如"胸中有事不吐不快"，"谈谈"或是"能够被倾听"。

这些都是很多来访者第一次进入咨询室后所明确的目的。在某种程度上，这个部分通过倾听来访者的故事来建立治疗同盟，这在治疗关系中是很常见的。一个强的治疗同盟对来访者来说似乎能预示着积极的治疗结果（Lambert et al., 1992）。何时从倾听问题转向聚焦于来访者想要的未来，是个技术活。倾听来访者告诉我们的问题也很重要，即使这样做既不是聚焦于未来的，也不能让我们清楚理解在治疗室外的时间如何更重要，我们必须避免对来访者过于强硬。

如果用问题2来问，你可能需要更多时间才能"跑回本垒（home in）"。那也没关系。有些治疗师的风格是在治疗开始时较少聚焦而更多地关注建立关系。他们需要明白什么时候和如何转向一个

焦点解决短期疗法
的开场与咨询师的角色

聚焦于未来的问题。一些焦点解决治疗师更愿意用更加极简主义的方式开始谈话，使用聚焦版本的提问，也就是上面两个中的第二个问题。

通过询问"从今天开始你最大的期待是什么"，关注点就立即朝向未来了，而未来是在咨询室外发生的。这里我必须尊重一些短期治疗师的说法，以及他们在澄清面对面讨论方面与我的不同。例如，来访者可能会回答："嗯，我想要变好，在同事身边感觉更舒服。"从这里我们可以开始问他们如何知道会谈对他们达到目的来说是有帮助的？其他人如何知道呢？他们自己和别人会注意到什么？感觉更舒服了对他们来说意味着什么？那会是什么样的呢？用其他方式进行开场，还可以这么问：

> "你来这里最大的期待是什么？"
>
> "你会如何知道来见我是有帮助的？"
>
> "如果说，会谈是有帮助的，今天你离开这里的时候，会发生什么？"
>
> "你的同伴/朋友/父母怎么知道来这里是对你有帮助的？"

这些都是同一个主题的不同问法；也是字斟句酌地确保来访者聚焦于在与治疗师咨询时什么是有帮助的，以及如何朝向想要的未来。我自己会喜欢这么问：

"如果今天对你来说是有用的，你会如何知道呢？这次会谈后可能会发生什么？你或者其他人会注意到有什么不同？"

从这个问题中我们可以引出来访者在见过我们之后会做些什么。这是至关重要的，因为他们可能发生改变的地方是在治疗室外的生活之中。在会谈中他们会思考可能会有什么不同，然后他们在离开这里之后会充满希望地寻找这些不同。在得到最初答案后，一个很有用并且是焦点解决很喜欢用的插入语是："还有呢？"这句话可以问很多次来鼓励来访者扩大他们最初的回应。我们可以在这种开场交流之后，继续与来访者确认，当他们目标达成时，也就不用再来了："那么当你能够做到了，自己可以一个人去镇上的时候，就代表我们之间的工作完成了吗？那时候你就不用再来了是吗？"这更多的是属于本书后面的会谈结束部分，但在这里就提到也是很有用的，我们为此刻的工作设立焦点意味着也在为工作结束时作好准备。焦点解决短期治疗不会对每个现存问题进行无限持续的讨论。一旦某人已经能够成功达成他们所带来的目标，或者至少达成了朝向目标的某一个阶段点，就是时候结束治疗了。

我们还可以问："其他人会如何知道今天（或者是来治疗）对你有帮助呢？"这个问题让来访者思考其他人，给了他们一个视角来观察其他人看到的变化，来告诉自己事情正在变好。这个问题毫无疑问来源于（系统）家庭治疗中，因为焦点解决短期疗法的创始者们最初都是家庭治疗师和/或是社会工作者。这个问题不只可以用来引发来访者思考重要他人会如何注意到自己的改变，而且可以被成功用于"强制性"来访者，也就是那些由于法律或其他问题被送到我们这里来的人。

强制性来访者刚开始往往表现出不愿改变，不会遵循缓刑犯监督官、社会工作者的期待，让他们"免于烦恼"。然而我们不会挑战也不会草率同意这一关注点（我们不偏袒任何一方），我们可能会探索相关人员如何知道来访者来我们这里是有帮助的。这些来访者不会立即想与我们合作。事实上，他们往往是敌对的。所以，问他们其他人会把什么作为有用的一个目标或一系列目标，或者如何看待他与治疗师相处的时间，就可以看作是参与的开始。

上述的干预/问题并不总是治疗师说出来的第一句话。事实上，在缺乏社会礼节性的情况下问这样的问题可能会有点突兀和刺耳，即使它们都是在开头几分钟对来访者来说很有用的问题。在开场交流中寻找会谈前改变的发生也是有帮助的，尤其是当它能够强调来访者的优势、技能和资源的时候。所以现在你能够意识到，在开场交流中，治疗师的角色就是去建立进行工作的关注点，并与来访者在治疗室外的生活紧密相连，那么接下来是什么呢？

案例　前面已经提到过她了，我将会举例说明我和莎莉是如何共同工作的。下面是我们的开场交流：

治疗师：你好莎莉，我从记录中看到你的医生认为让你来见我是个好主意。你之前有想过你来见我这件事对你有什么帮助呢？

莎莉：其实根本没什么帮助，我不会变好的。我来这里只是因为医生的建议。他对我很好，而我只是不想让他失望而已，所以我来了，但我也不确定。

治疗师：噢，好的，那么你不确信来这里对你会是有用的吗？

莎莉：不是，……我的意思是，看着我，我不会变好的。[她指向自己的腿和上面的支架，动了动她的手杖然后把手举了起来，我能看到她的小拇指和无名指是僵硬的并略有卷曲]无论你说什么，这些会有变化吗？

治疗师：不会，你是对的，我无法改变这些事情。从我所了解和你所说的，你也无法改变这些。你的身体状况至少可以说是困难的，也难怪你会情绪低落，使用医生的用词。所以，我还是很好奇究竟你的医生觉得是你来这里对你会有什么帮助？

莎莉：我想他觉得能帮我改善情绪，让我感觉好一点吧。我也不确定。我也只能谈这个了吧。

治疗师：那么，如果他看到你的情绪有改善了，你也确实感觉好点了，他就会觉得你来这儿是有用的吗？[暂停]这里的要点是我没有去挑战莎莉的想法和感觉，只是不去多做附和。我反而聚焦于尝试让莎莉建立起来见我的目标。

莎莉：是的，但我还不很确定，我已经尝试过了，但真的……[停顿]好吧，也没什么好说的。

治疗师：是，我想我能……多多少少也有所体会。即使你的感觉是那样，无论如何你今天能来，也做出了一些努力，至少这是一个开始。我不得不钦佩你，我希望我能够对得起你的努力。莎莉对我这样的说法感到有些困惑。几个月后她说我的用词让她感到很诧异。她感觉这些词很老土，但还不错，在英国我们称之为"讽刺挖苦的恭维话"。

莎莉的会谈到此结束，她的情绪很低落，她不知道自己想要什么，也不相信在治疗中能发生什么有用的事，她很清楚别人会看到什么是"对"她有帮助的。作为开场，这给了我继续进行的机会，可是，你后面会看到，让她接受自己有目标，这花费了不少工夫。这里告诉大家的是治疗师（我自己）的步伐需要匹配她的步子，并要放慢脚步（go slowly），在恰当的时间问恰当的问题。

非问题式谈话

非问题式谈话被用于许多治疗模式之中，它可以通过各种方式用于治疗接触的很多方面。同样，本章将要谈到的焦点解决短期疗法非问题式谈话常常在一开场就自然表达出来。话虽如此，但它可以在治疗师与来访者的会谈中信手拈来，而且我可以宣称这是一个可以让会谈聚焦的好东西，当然，我们也愿意它们是由来访者引出的。这可能意味着我们将会"允许"来访者在一定程度上漫谈。我们的工作就是反思来访者漫谈之中的有用之处，而且非问题式谈话的有效性永远不应该被低估。

这里还有必要对我所说的非问题式谈话作出一个解释。有位实践者最近和我说"焦点解决短期治疗的全部都是非问题式谈话"。这在很大程度上是正确的［感谢格雷格（Greg）］，焦点解决的干预确实很多是非问题式谈话。而我这里的非问题式谈话是一种治疗师经过深思熟虑的使用，用来引出下面将要列出的一般谈话目的。

非问题式谈话
很重要的原因

只要不是讨论来访者当前问题的谈话都是非问题式谈话。如果治疗师能真正对来访者感兴趣，来访者也能感受得到，它就可以增强治疗同盟。我们只需简单地"谈"一会儿，就能打破治疗师/来访者之间的等级结构。焦点解决短期治疗在自我暴露水平方面有别于其他治疗方法（Macdonald, 2007；O'Connell, 2007）。并不是说我们要公开个人信息或我们的各种问题，而讨论与来访者之间共同的兴趣、爱好等无疑是可行的。如果没什么可说的，这就意味着我们没把自己看作是一名基本的治疗师，我们会努力创造一个有帮助的会话，没有等级限制，不会简单地给予一些谨慎的说辞。在建立同盟关系并成为治疗中的合作者时，要保持未知的空杯心态，也可以分享一些对我来说没什么帮助的事情。我还记得我第一次参加咨询训练时被告知，如果来访者问起关于你的事情，你应该回应说"这个会谈是讨论你而不是来谈论我"。在我看来，这并不是一个提升治疗同盟关系的好方式，相比焦点解决短期疗法，它是一种传统的等级式和警戒式治疗方法。我想说，即使你要回答一个直接的问题，也不要用这种警戒的方式。举个例子，如果一位家长对我说"因为小孩子的关系，我都没有自己的时间了，你能理解这种情况吗"，我可能会说"我能想象出来"，或者我会说"是的，确实会很吃力"。后一种回应可以告诉来访者我也有小孩，能够在某种程度上理解她。他们想得到的不只是你能"想象"就可以了。对我来说，这只能帮助形成同盟，然而，这种程度的自我暴露是可以因为这种理由而出现的。我的观点是，我们必须永远不要继续扩大来说自己的事，以至于把焦点从来访者转到治疗师身上。一个简单的经验法则是，在自我暴露之前问问自己："我这么做对来访者会有怎样的帮助？"当我向来访者介绍自己的时候会这么说：

> "我可能会问你很多问题。你不是每个都必须回答，或者说你可以回答你想回答的问题。这都没关系，只要让我知道就可以了。同样地，你可以随便问我问题。我可以像你一样，选择一些不回答，我也会试着告诉你我的理由。"

非问题式谈话是一个发现来访者技能、优势和资源的好方式。我在最近的一次会议上就此问题做过一个工作坊，发展出一个我们为何使用非问题式谈话的首字母缩略词——SHUSH：

S——向来访者表明你在倾听（Shows the client that you are listening）

H——强调任何的优势、技能、资源和例外（Highlights any strengths, skills, resources and exceptions）

U——理解来访者自身的独特性（Understanding of the client's unique being starts to happen）

S——加强治疗同盟关系（Strengthens the therapeutic alliance）

H——让等级变得不那么明显，更容易合作（Hierarchy becomes less apparent, thus collaboration is easier）

在非问题式谈话中真诚的赞美是不可或缺的。比如，一名抑郁的来访者可能表现得非常低落，但那并不影响你对他/她过去是一个跑马拉松的人表示惊讶，或者钦佩他/她能够抚养好两个孩子。但也有例外。有些来访者感到很难接受或甚至不愿承认对他的赞美。在这种情况下，比如我曾经接待过一位躯体变形障碍的年轻女人，赞美就显得有些挑战性，甚至可能会破坏治疗过程。需要我们小心尝试并"调整"赞美的水平，让来访者感到舒服。许多治疗模式都会采用非问题式谈话。在焦点解决短期疗法中，应用它的主要目的是很清晰的：这是个倾听优势、资源和例外（相对

"问题"）的好机会。我会用"倾听"而不是"寻求"，因为我们需要听出这些东西，它们也是自然流露出来的；去寻求就有点治疗师导向的感觉了。我很感激 BRIEF，尤其是克里斯·艾弗森（Chris Iveson），帮我在这件事上理清了思路。那么，无论如何，我们要开始进入非问题式谈话了。要做到这一点并非总是那么容易，因为我们的来访者都是有问题才来的，这里有些建议：

> 治疗师：这是我们第一次见面。我从你刚刚告诉我你最大的期待中大概了解到一些你为什么来这里，但是除了这些，我对你的其他了解还很少。你可以告诉我一些关于你自己，你家人还有你喜欢做些什么等这类事情吗？

或者

> 治疗师：你好 ××，我看过你的治疗安排表，并对你正在经历的事情略知一二，但还没有很好地了解你，比如你的兴趣爱好，社交网络，喜欢什么，你有什么身份等。你可以和我说说吗？

鼓励来访者从整体的视角看待自己的生活，记住虽然他们是酗酒者或是吸毒者，抑或是抑郁、焦虑患者，但同时也是一个称职的家长，音乐家，拥有工作，有他们的朋友，也有兴趣爱好。这意味着我们把他们更多地看作一个整体的人，而非只是他们所带来的"问题"。

这样做我们就能将他们带来治疗的问题外化，把问题看作一个部分，而不是他们生命的全部。这种探询方式也在告诉来访者你对他们感兴趣，因此对建立治疗同盟是有帮助的。

对某些沉默不语的来访者，你甚至可以和他们玩个游戏："我会问你一个问题，然后你可以问我一个问题。"这儿有个真实案例，他是一位特别羞涩的年轻男人，由于缺乏信心和酗酒问题来找我。

案例：

这位年轻男人的最大愿望是不再酗酒而变得更加自信

治疗师：好的，戴维，现在我知道你想要达成什么目标了，我在想你是否介意告诉我关于你自己的一些事情，让我能更好地了解你。那么，你平常最喜欢做些什么呢？

来访者：什么意思？

治疗师：嗯，你会看电视，喜欢音乐、体育、阅读什么的吗？有什么是你感兴趣的？

来访者：是的，我喜欢音乐，尤其是说唱、嘻哈，还有点儿喜欢金属乐。

治疗师：好的，什么类型的说唱？哦，对不起，现在轮到你问我了。

来访者：你也喜欢说唱？

治疗师：是的，我喜欢一些。尤其是早期糖山帮派（Sugar Hill Gang）和闪光大师（Grand Master Flash）的说唱乐……一些新出来的并不是真正黑帮的东西，我会觉得有点枯燥。我更喜欢西海岸的调调。

来访者：你喜欢那些老的，真有趣。你没让自己变成说唱迷啊……

治疗师：我没说过自己是说唱迷，我只是说自己喜欢其中一些。[我们俩都笑了]

好了，从这里我们已经开始了会话，后来我发现戴维（化名）在去镇上买新音乐的时候就不会酗酒，然而他过去常常用酒精来应对将要与人接触的压力。这个例外已经被探索出来了，他能够很好地和音乐商店里的人打交道。因为他有音乐的知识基础，他们之间有共同的兴趣，所以他的信心在这些情况下就会提高，但他在来会谈之前从没意识到这一点。他继续寻找其他的例外，比如他和朋友"交谈"的时候。

戴维意识到，从我们第一次会谈开始，有几个时间点，他的信心就已经提升了，并且不再需要喝酒。这些时间点直接让他联系到自己"正在进行一项任务"，或者换一种说法，他有了一个清晰的目标和知识、技能来完成这个目标。如果没有这些平常的、并非与"问题"直接相连的讨论，这个领悟可能是不会发生的。

即使来访者无法用非问题式方式来思考交谈（如果治疗师用敏锐和探询的方式来工作，这种情况就会很少发生），你可以赞美他们能够按约定来到这里："好的，这些事情一直都在，你还能设法来到这里，这一定付出了一些努力。干得不错。"

有些时候，来访者可能想要进行非问题式谈话，但没有立即作好准备。这也没关系，我们不用推动它发生，宁可等待一个时机来进行非问题式谈话。记住，来访者并不"知道"我们工作的方式或是我们的"脚本"。他们的思维结构可能是来见治疗师就意味着谈论问题和消极情绪，我们也要尊重这一观点。还需要提醒的是，"解决谈话"或"解决方案寻找"是在非问题方式中发生的，非问题式谈话的明确使用则略有不同。

非问题式谈话中的优势

通常人们来治疗就是期待把关于问题的所有故事都说出来。一个好的焦点解决工作者不会去催促他们，而是倾听故事，寻找线索或前进到下个话题的"引导物"。多数焦点解决治疗师都承认焦点解决短期疗法是一种优势导向模式，并要在工作中积极倾听和扩大这些优势。

当然也有例外，短期疗法认为花时间寻求优势可能会使来访者导向的疗程受损，把注意力放在这些上面可能会使我们忽略其他一些东西。我也倾向于这种说法。对我来说，这个差别就在于我之前提到的"倾听"和"寻求"。在焦点解决短期疗法中，我们用耳朵倾听和探查。我们会过滤掉不是很有帮助的信息，然后导向目标，追踪有用和有帮助的方面。一听到优势，我们就会注意到这些。

在积极倾听优势、技能和资源的过程中，必须知道当我们找到它们时（我们一定会的）做些什么。也就是说，我们必须扩大这些优势、技能和资源，找出如何将它们应用于目前问题和未来希望的方法，那个时候问题就消失或者减少了。

案例：
一名低自尊
的抑郁来访者

来访者：我除了看电视不想做任何事。

焦点解决反应：你喜欢看电视里的什么内容呢？

在此处，治疗师可以得到来访者的很多兴趣，并引出关于他现在或以前兴趣（除了看电视）的其他讨论。这样就能循序渐进，洞察到来访者可用的优势、技能和资源。这也会使来访者的描述变得不那么充满过去乃至现在的问题。

治疗师：你喜欢看电视中的什么内容呢？

来访者：我不太喜欢看肥皂剧和白天的一些节目，但我喜欢类似"装饰你的房子"这样的节目，我也会看一些不错的纪录片。

治疗师：噢，那个"装饰你的房子"节目，是不是有个人会进到房间里，然后给你一些关于如何自己装饰房子的小提示？

来访者：确实是的，但我喜欢他们告诉我怎么做一些材料。这样我就不用花费太多，因为我没那么多钱。我能得到一些好处，是的，它们都不错……

治疗师：那么你会做这些在节目中学的东西吗？

来访者：有时候会的，当我觉得我能胜任的时候。

治疗师：你可以……嗯……给我举个例子吗？

来访者：你的意思是？不好意思，我不太明白。

治疗师：抱歉，我应该解释得更清楚些。你可以告诉我一件你看完节目后，在家里做过的事情吗?

来访者:好的,比如我在水龙头上换了一个垫圈,这样就不会滴水了。

治疗师:哇,嗯,真不错。再多告诉我一些。[笑着说]我也想学习一下。

这里所建立起来的事实是来访者拥有技能,而且得到了我们的赞美。这也让治疗师(我)一步步褪去"专家"的光环,承认来访者拥有治疗师没有的技能。后来发生的事情是,来访者去互联网上找到他所需要的洗衣机类型,然后从商店里买下了这款洗衣机,在这个过程中,他显示出了更多的自信。神奇的是,一个看似无伤大雅的问题,就像问来访者喜欢看什么电视节目这个问题,就引出了解决问题的有用方式。这是另一个关于跟随来访者导向的论述,我们作为焦点解决治疗师,可以直接进入角色,而不需要退回到安全的治疗师导向进行"形塑"。我们的形塑内容始终贴合来访者,而非是预先准备好的。

案例:一位有焦虑症和惊恐发作的女来访者

来访者:我过去喜欢园艺。

焦点解决反应/干预:当你多做些园艺时,你的花园看上去是什么样的?

这是帮助来访者把重要事件可视化的好机会,对她迈向目标很有帮助。此时,我并非确定会有多少帮助,但就是贴着她所说的话,跟着她的引导。

治疗师:当你多做些园艺时,你的花园看上去是什么样的?

来访者:嗯……不会像现在这么乱,我都看不下去了。邻居们一定会奇怪我怎么会让它变成这样，但我无法去告诉他们这些事情，我可以吗？我的意思是，面对他们我会尴尬和恐慌，但其实也没什么关系吧。

治疗师：OK，假设，只是假设……你变得好一些了，也能够进到花园里待至少5分钟。你第一个注意到的事情是什么，告诉你可能自己和花园有了小小的改善？

来访者：我怕我去不了花园。也许隔壁邻居看见我，想要和我聊聊？不，我做不到。

治疗师：OK，我并不是说你必须这样。我只是说，如果你可以，只需想象一下那个时候，而不是去"做"那件事情。

来访者：呃……我会打扫一下庭院里的落叶，它们乱糟糟的，或者先扫叶子，然后把它们放进堆肥箱……

治疗师：好的，这样就会更加整洁一点了，是吗？

来访者：是的，我想我能做这些事。只需要拿着笤帚和簸箕花几分钟时间就可以了。

治疗师：噢，从这个简单的想象中感觉你似乎就要去做这件事了，不知道我有没有理解正确？即使你的邻居可能会出来看到你？

来访者：嗯……这只是个开始，如果他出来了，我可以就像过去那样。不过，他在天冷的时候不大出门。

治疗师：因此，似乎你已经有一个开始的想法了。

从这个小步骤中，我们在这个会谈任务上达成一致（后续请见第7章），来访者感到自己有能力开始去做这些事情了。把这件事作为一个挑战会显得很难，但让它变成"可行的"就比较容易了。后来，花园就成了我们讨论的"主题"，我们共同探讨了很多关于植物、天气、计划、努力工作、时间等方面的内容，在她结束治疗的时候已经能够独自去看看花园了。

案例：
自尊问题

来访者：我会和伙伴们出去玩，做类似这样的事情。

焦点解决反应：你有一些喜欢自己的朋友，你认为他们可能会是你潜在的资源，来支持你想要达成的目标吗？

这个年轻男人想要去大学深造，但因为觉得自己已经离开学校6年了，缺乏相应的资历，感觉有些"恐惧"。他透露出一个朋友在当地的一所高校读夜大，并跟他有些联系。这点对他来说很有支持性。

我们可能还会问问他当地的亲人的情况。很少会有人绝对地说自己没有朋友和亲人，这种情况可以让我们来看看他们都与哪些人有联系——商店店主、医生、治疗师，等等。亲人和朋友会对他们变好有一些帮助，因为当他们状况不好或有问题之时，亲人和朋友能够给予支持。利用好他们，或是让来访者也能用到这一点。

即使是最"困难的"答案，也能得到一些意想不到的结果：

案例：
广场恐惧症、
社交恐惧症、
抑郁症

来访者：我每天大部分时间都待在床上。

焦点解决反应：当你想要起来的时候会做些什么？

这里我们又在寻找例外了。来访者说"每天大部分时间……"，所以我对例外情况很感兴趣，从中得到的东西也可被用于其他地方。来访者会回答他们只是起来上厕所或做个早饭，我会从中发现他们吃得合理健康，并且厨艺不错——用他们自己的努力来反驳他们说自己不做任何锻炼的事实。我们会讨论他们在哪里学的厨艺，他们是如何能够吃得这么健康又节省的，等等。

当一个女人告诉我"我只是个妈妈和家庭主妇"，我会假设她有时间管理的技能、组织技能、健康和安全意识、懂营养搭配，等等。然后我会把注意力集中在这些技能和例外上，只求能让来访者注意到它们。

那么，使用非问题式谈话的有用之处就在于可以听出对来访者有用和有帮助的事情。这对接下来的治疗工作是非常重要的，此时我们可以用非问题谈话的方式来建立、确认和使用所发现的技能，构建未来的解决方案。

莎莉

治疗师：那么现在你大部分时间是在家里而没有工作，[她之前告诉我的]你自己都会做些什么呢？你是怎么让自己做这些的？喜欢做哪些事情？

莎莉：也没什么。我会尽我所能打扫房间，为米克（她老公）准备好茶，然后看着窗外哭起来。我没什么喜欢的事情。我无法像以前那样做任何事了。

治疗师：听起来确实很艰难，只

是有些家庭杂务你不得不做。你过去是怎么做的，就是在你受伤之前？

莎莉：我每天都会玩音乐。过去拉小提琴，我小时候就拉古典的小提琴了。

现在没办法再拉了，因为手指的关系拉得不好。我们以前一直会去户外骑行。我甚至把狗给了我妹妹，因为我也没办法带它出去散步。[开始哭泣]

治疗师：抱歉，这听起来是挺难为你的。有没有什么事是你做过或者尝试去做的，让你感觉稍微好一点点？

莎莉：没有，我试过很多事情了。看电视也很郁闷，现在也不想听音乐。我每天只是在等米克回家。

治疗师：那么当米克回到家，你会感觉好些吗？

莎莉：他有时候会让我高兴一点，但多数时间不会。我只是假装变好，这样他看到我的时候就不会感觉不太好，但我不是发自内心的。如果他知道我感觉这么糟糕，是会毁掉他的。如果不是因为他，我的精神和信心立刻就会崩塌，我会结束这样的生活，但我不会那么对他的。我们一起经历了那么多的事情。又到了莎莉该离开的时间了。表面看来，这个非问题式谈话有点不那么非问题化。她是充满问题的，也难怪她这样。然而，我用焦点解决的耳朵听得出来：

◎ **她选择活下来**

◎ **她会烹饪**

◎ **她会打扫**

◎ **音乐对她来说很重要**

◎ **她有一个支持性的家庭**

◎ **她想要在她关心的人面前保持表面上的良好状态**

◎ **她曾做过一些事情**

◎ **她有很强的精神和信心**

◎　　她还关心其他东西（给她妹妹的狗）

在那个时候，去注意到所有的这些部分是很重要的，而我当时就是这样做的。在这些留心的内容中，有些后来对莎莉起到了帮助作用。还有一点很重要，虽然莎莉在会谈中（可能我一直这么认为）是非常具有问题导向的，焦点解决治疗师可以运用焦点解决之外的技能来倾听有用的信息，来观察来访者的能力、技能、资源和例外。

要点重述：焦点解决短期疗法的开场和治疗师的角色　　我们已经确定焦点解决治疗师需要在第一次会谈时澄清：

◎　　作为来见你的一个结果，来访者想要达成什么目标？

◎　　工作的焦点是什么，什么时候会结束。

治疗师也需要建立一个工作同盟，使用非问题式谈话，倾听例外，对来访者的优势、技能和资源保持敏锐。

个人反思　　我在与来访者交流过程中会跑题吗？我建立出清晰的焦点了吗？如果没有，我怎么重回正轨呢？作为专业人员，接下来要做些什么或谈论什么可以帮我和来访者找到一起工作的焦点呢？我和来访者会如何知道我们正在做这些事呢？

试试这个　　在你和下一位来访者第一次见面时，做记录的时候可以用下面的小标题（按顺序）：

◎   来访者对我们工作最大的期待

◎   非问题式谈话

◎   来访者的优势、技能和资源

◎   来访者的兴趣和爱好

◎   问题的例外

想想你写了些什么，以及你写的这些"可能"会对前进有怎样的帮助。（根据来访者的议程不同，可能有不同的用途）。重要的是你在积极倾听，然后记录，记住你听到的东西告诉你正在"与"来访者一起工作，而不是"对"来访者工作。

本章 关键术语	非问题式谈话、倾听、开场、优势、利用、例外、同盟、赞美、暴露、SHUSH。

推荐进一步阅读

Duncan, L., Ghul, R., & Mousley S.（2007）. *Creating Positive Futures: Solution Focused Recovery From Mental Distress*. London: BT Press.

职业功能焦点解决方法和本书中的工作记录表是很多专业人员都很熟悉的。它们看上去与现存的一些问题导向工具没什么不同，但是仔细来看，却有天壤之别。我们能够在不忽视问题的同时"看穿"问题。拉伊耶·古尔（Rayya Ghul）在开场部分通过宣称人们都是有自身功能的，每个人都是独特的个体，给了我们一个充分的解释，在本章中也有写到。

会谈
前改变

4

在阅读完本章后，读者会：

◎ 领会和理解焦点解决短期疗法开场之后会发生什么

◎ 理解焦点解决短期疗法中"会谈前改变"的含义以及如何探索它

◎ 理解"寻找例外"的含义和使用

◎ 理解焦点解决短期疗法中应对提问的使用

会谈前改变

回忆与焦点解决工作者第一次见面前的那几天、那几个星期，甚至是几个月，是会有帮助的。因为很多事情会发生改变！在来访者预约或者是做过评估的时候，改变就已经发生了，那么对此改变的探索从多种理由上来看，都是有帮助的。

这属于一个灵活的架构，没有什么是静止不变的。由此，我认为询问来访者何种变化发生于预约与见面之间，既能让来访者有机会思考什么样的变化已经发生了，又能够给治疗师一个探索这些变化的机会。变化可能就是充满了例外之事，而例外可以突出强调来访者所作出的努力。我曾经见过一个来访者，在他预约精神健康服务和与我第一次见面之间的那段时间里，收到了关于甲状腺问题的诊断。正是由于此次的诊断，他认识到正因为这样的身体状态才会导致每日如昏睡一样的状态，而且情绪极其低落。这件事意味着，我们的工作可能会与之前所了解的情况下要做的工作大相径庭。如果追溯到第一次见面的时候，并没有去检验出任何会谈前的改变，他表面的状态一直是情绪低落、积极性不高(来源于他的医生)。正因为他知道了这件事，于是对这样一个医疗诊断感到如释重负，然后就想要聚焦于接纳并"在这种情况下照顾好自己"。

另外一位来访者很明确地说，在预约与第一次见面之间的这段时间他没有真的去关注正在"变好"的事情，因为他意识到自己两年之后就要退休了，"变好"其实意味着要回去工作，但这是他不乐意的。他想要关注的是对自己的感受能够"处理得好一点"。还有，如果我没有问他是否有什么已经发生改变了，我们工作的一些焦点可能会大不相同，我可能会按他最初所说，假设他想有所提高并回去工作。这是个很好的案例，告诉我们人们在来治疗之前，有时会对他们想要的东西和如何进行治疗有一些思考。我们永远不要忽视或否定这个过程，去探讨会谈前的改变似乎是我们治疗探索之旅的一个理想交通工具。

关于会谈前的改变的探讨不只为我们工作确定了一个清晰的方向，也允许来访者和治疗师看到并认可最近可能已经用到的技能或资源。所以如果来访者在来会谈之前（甚至是来访当天）曾试图减少饮酒，这是怎么发生的? 他们做了什么有帮助的事情? 其他什么人帮助了他们吗? 这些问题都可以问，这还能显示出你对来访者是感兴趣的。你不只是对预约表里所说的内容感兴趣，更会对找出更多已经发生的事情抱有好奇，这对建立良好的治疗关系也是大有裨益的，在我们这类的所有工作中都至关重要。

关于只依赖预约和／或评估信息（虽然它们也有重要作用）是有争议的。这是一种缺乏对来访者本身和他们"当前的"状态密切关注的做法。我曾从一位普通医生那里收到一封极品介绍信，上面赫然写着："你可以看看这个年轻人吗？他毫无来由地就抑郁了。"这在心理治疗机构就显得很搞笑，几个治疗师都说这太离谱了，这医生竟然说毫无来由，也没说明现状，甚至没有耐心观察，等等。我向那些治疗师指出，不要对来访者心存预先设定好的信息或认识，这就意味着我必须从零开始，从来访者身上寻找他们想要什么。这是我作为焦点解决治疗师值得骄傲的地方。

会谈前改变也可强调出例外（关于问题的），"例外"在本章后面会进行深入探讨。这些例外或改变就是一个开始，看看治疗师与来访者之间前进的方向在哪里。这不仅对聚焦有帮助，而且会谈前的改变还给了我们一个先机，去扩大任何积极的改变。如同前面所说，在来访者预约与我们第一次见面之前，常常有那么几周甚至是一个月，属于例外时刻。这些状况常会使预约信息发生一些改变，有时候甚至来个大转弯。

案例：
抑郁和孤独

治疗师：那么，布莱恩，从你开始在这里做评估到现在已经有几个星期了。你可以告诉我，你有什么改变吗？

来访者：嗯……我还是抑郁，但在我第一次来你这儿的时候，是在领救济金的，现在我从朋友那里得到点可以做的工作了。

治疗师：很好，你是怎么得到的？

来访者：嗯……我无意中碰到他，他问我愿不愿意帮他做一天的劳动工作，然后我就去了，后来我让他有需要再打我电话。他好多天没打给我，后来我主动打给他，又得到几天工作的机会，从那以后就比较固定了。

在预约之后，第一次见面之前，来访者一直在努力找工作。一旦我发现他在工作，就会给我和来访者另外可以探索的资源。用焦点解决之耳，我会提出一些想法来问他问题，比如：现在的工作使你多了一点钱可以赚吧？如果是这样，你会用这钱来做什么呢？

这对你从抑郁中恢复过来的目标意味着什么？

现在你有工作了，这是否意味着你周围会有一些人？［他之前给的评估信息是自己很孤独］

他"无意中碰到"伙伴的这个事实告诉我他至少有些朋友，也表明他是可信赖的，也有足够的能力来工作。在后续询问他想要在会谈中达成什么之前，我继续探索与工作相关的任何东西给他带来的积极影响。

这里的要点是，我形塑出来的问题是基于来访者的功能，而非他的功能障碍或是"问题"。不幸的是，很多专业人员受到的训练是去听促使事情变糟的"触发器"，而焦点解决治疗师的训练是要听出事情变好或是对来访者有帮助事件的"触发器"。

此处需重点说明，在这个治疗的早期时间点上，我并没有去挑战来访者关于抑郁的自我建构。如果那么做的话你几乎得不到什么好处，只会让他更疏远你。我把这种"忽视"问题（其他模式的治疗师可能会聚焦于此）的情况叫作"善意的忽视"。后来我问他会如何知道自己不再抑郁了，他会注意到什么不同？再一次可以看出，一个不同于问题取向或问题解决式疗法的模式出现了。与其去挑战来访者关于问题的自我定义或他们与问题的关系，焦点解决治疗师更乐意采取"观察性"策略，让他们"留心"当问题减轻或不存在时，可能会有什么不同。

案例：
强迫症

治疗师：皮特，预约表上提到你一天当中有至少6个小时被强迫行为所占据，从你第一次评估到现在，情况还是这样吗？或者有什么事情发生改变了？

来访者：不是，我的意思是，有变化，反而变差了，不过后来又好了很多。

治疗师：真的吗？你可以多说一点吗？

来访者：嗯……就像，我做的所有事情都是强迫的。这个问题太严重了，甚至是看电视，遥控器要放在桌上特定的位置，音量也要是偶数，那些奇数让我很烦。在做某些事情之前我无法吃任何东西，这真的很差劲，我真的在想是不是还值得生活下去。

治疗师：这听起来真的很不容易，你的整个生活都由它主宰的感觉。现在对你来说还是那样吗？你提到后来好了很多？

来访者：不，我就是这个意思。事情变得很糟的时候我必须做点什么，所以我有时候会让自己忽视一些东西。

治疗师：然后就好一点了？

来访者：是的，比我看医生的时候好一点。然后我的状态有时不太好，但多数时候都比之前好一点。至少我现在能完整看完一个电视节目或是一个网上的电影。

治疗师：你究竟是怎么做到的？你做了些什么？我的意思是，我猜那一定很不容易？

从这个对话中，我发现皮特在网上查阅过强迫症，还发现了一些"自助"的练习，本质上是认知行为治疗（CBT）的方法，确实还挺有用的。他还让他父母（和他生活在一起）帮他停止做些事情，让事情变得"更简单一些"，比如他们可以把食物放进他的早餐碗里面，而不是看着他很纠结地在数米粒。这样"帮助"他，他就可以不用再挑战或改变自己的行为了。父母帮他做些事情，他就可以很简单地避免某些强迫

行为。所以会谈前改变使他发现一些有帮助的事情，而我的工作就是要鼓励他去做些类似的事情来建立他未来想要达到的目标。像前面所说的那样，焦点解决取向的产生带着实用主义的色彩，很多焦点解决治疗师一直都坚持这样的原则。皮特发现认知行为治疗（CBT）的技术有用，所以我鼓励他更多地使用它们。其中一些方法也变得适用于焦点解决的观点。他之前找到"焦虑等级阶梯"，这促使他在自己没有做什么确定的事情（比如"检查"）时，给自己的焦虑等级"评分"。我对这个阶梯进行了改编，这样他就可以在特定情况下，也就是在没做什么确定的事情时，对自己镇定的感觉做个"评分"。在这样的不同观点下，我们可以在帮助他保持镇定的事物方面做些工作。

如同本书中谈到的各种案例，在会谈前的改变方面也有例外情况，即这种改变并不那么积极。我记得有个年轻女士告诉我事情变得更糟糕了，以致她不知道要如何继续生活下去。此时治疗师的角色是去确认来访者在做些什么来应对消极的会谈前改变，并问她在事情没变得如此糟糕之前，她在做些什么。在这个特别的案例中，惯常的做法被证明是徒劳无功的。在后续的探索当中，她表示出自杀的意愿，而我不得不把这位来访者转介到紧急精神科团队。

我们必须始终以严肃的态度看待日益恶化的情况，以防发生危险。一种对焦点解决短期疗法的批评可能会说，我们会忽视危险因素，可能高估安全性并过于积极。这其实是对焦点解决短期疗法的一种误解。是的，我们是以积极的视角来看待问题，我们会积极寻求一些有帮助的事情，但我们必须始终记得我们有责任和义务（有时是法律义务）来确保当面对不安全和处于危险当中的人们时，我们在做一些力所能及的事情。

还有种情况是来访者说没有什么事情显著改变，或他联想不到任何显著的改变来告诉你。有时，这可能意味着他们还没有意识到或注意到这些发生改变的事情。莎莉就属于这一类。

莎莉　　　治疗师：莎莉，你可以告诉我，自从你的医生建议你来这里的时候到现在，有什么事情已经发生改变了吗？有没有什么事一点点变好或变坏了？［长时间停顿］莎莉：没有，一如既往，日复一日，每天都一样。

这个时候我本可以选择在这一点上挑战她一下，并挖得更深一点。但是，在我们第一次会谈时，我能感觉到她的脆弱性，所以我选择只是承认她的说法，然后继续。这是很重要的。不要用焦点解决的干预方法去推进这个过程，因为此时是不恰当的，否则可能会使来访者变得更糟并有损于治疗关系。无论任何治疗模式中的治疗师，他的基本角色就是要做没有伤害的事情。在莎莉的案例里，我们会更多地看到她是如何应对属于她定义水平的状况，以及她是如何继续下去的。

焦点解决短期疗法中的例外

大约 10 年前，我们曾开展过一个项目，其中的部分内容让我们学到例外至少是一种重要的规则（de Shazer，1994：31）。

为什么例外（关于问题）会那么重要呢？简单来说，例外告诉我们和来访者这样的事实，"问题"不会一直存在，或者说至少有时候问题不多，或是不那么严重。如果说问题不会一直存在，那就一定是有些其他事情……这是"没有问题",还是解决之道呢?需要扩大详述那些问题不存在的时间,寻找当时发生的模式、行为和事件,使焦点解决治疗师和来访者一起发现一些不同(George, Iveson & Ratner,1999)。当来访者说"我总是感觉很抑郁"或者"我没办法抗拒饮酒",这就需要进一步探索。是否有不那么抑郁的时候,或者说有没有哪几天抑郁情绪少一些呢?来访者曾经成功拒绝过喝酒吗?来访者什么时候最后一次拒绝喝酒?去确定这些的时候,无论多么微小,都会给我们和来访者一个进行更多解决谈话的机会。

一些焦点解决治疗师会把例外分为"随机(random)"例外和"蓄意(deliberate)"例外(Berg & Miller,1992)。随机例外就是似乎会发生的例外,比如"上周有一天状况似乎好一些"。我们的任务就是要仔细检验和探索那个时候,留心来访者会在那时注意到什么。什么是有帮助的呢?例外归功于一天的某个时间,还是某个地点或是有人陪伴,也可能是天气不错,等等。然后我们去扩大这些条件,注意是否可以用某种方式来创造条件,哪怕只是创造一部分有用条件,让例外再次发生,这样就把随机例外变成蓄意例外了。有趣的是,总会听到人们简单地把事情变好归功于除了自身之外的其他东西,但其实他们一直积极参与到例外之中,只是不自觉地忽视了自己的行为。一位来访者告诉我她非常"生气",因为在她要去镇上的时候发现车坏了。后来不得不步行2英里过去,再走2英里回来,而在她到家时,反而意识到自己很享受步行的感觉，这还让她的情绪变好了呢。当我们再次创造出"蓄意"例外的时候，具体会发生什么呢？我们会非常重视来访者做了什么使例外发生和 / 或持续下去。伯格和米勒(Miller)(1992：107) 告诉我们一位来访者的回忆："我只是保持积极的思考，每当我祈祷就会有帮助，去匿名戒酒会也有用。我一直都很忙，感觉自己富有成效的时候就不需要喝酒了。"如果我们找到了例外(我们一定可以的)，就应该看看发生了什么不同。来访者的抑郁是否在最近阳光明媚的天气里就减少了呢？他们什么时候会去拜访朋友？来访者最近是不是在要开车的时候就不会饮酒了呢？他和家人们什么时候会在一起？上述这些情况能被重新创造出来吗？有哪些策略可以用来重新让这些例外发生？寻找这些原因：

"那么最近一次你觉得不那么抑郁是在你工作的时候，是因为你忙了起来或者是其他原因让你觉得好一些吗？""当你知道自己不得不去准备面试的时候，前一天晚上就会少喝一些或者不喝。你是怎么做到的？"

例外给了我们一些线索：

◎　　不同：例外的情况有什么不同？是因为地点，还是环境？有人陪伴？或是某人用了什么技能吗？

◎　　技能：来访者用了什么技能促使例外的发生？他能意识到这些技能吗？来访者会蓄意使用它们吗？

◎　　资源：谁对来访者有帮助？来访者手边拥有什么是会有帮助的？

例外还显示出我们可以用一个健康的平衡观来看待现状（Wills，2008）。人们来治疗往往只着眼于问题，前面提到的很多疗法也是这样。运用寻找例外的提问，引出并扩大这些例外，让来访者和治疗师聚焦于更积极的视角。

莎莉　　在我和莎莉很多次会谈的过程中，我一直都会问她关于例外的情况。第一次会谈只找出了一个例外，但在后续的会谈中发现了很多例外情况。

治疗师：莎莉，你刚刚提到，什么都是一样的，一直都状态不好。有没有任何一点例外，那时候心情感觉稍微明亮一点点？

莎莉：没有，我想不到。

治疗师：你的情绪什么时候好一点点，即使是1秒钟或者1分钟？

莎莉：没有，嗯，也许吧。当我知道我老公不担心我的时候我会稍微好一点，但那并不是心情明亮，不是的。

治疗师：这样说可以吗，请告诉我是否我理解不对，当你知道米克不那么担心时，你会感觉"好"一点。[这时我耸耸肩表示我不确定]

莎莉：不会"好"，可能只是没那么糟糕。

治疗师：那么有没有其他任何时间，你感觉没那么"糟糕"的时候，想想看有没有？

会谈
前改变

莎莉：不是现在。

我继续在第一次会谈中和莎莉交流，我告诉她我注意到她真的很在乎她老公，关心她的小狗和家人，她承认这一点。但这并不足以支撑她好好活下去，她很清楚地知道自己很重视她所关心的那些人。

你会注意到在她第一次"否认"所有的例外之后，我还是温和地继续问她，更加细节化。然后她提到了一个例外，并称之为"没那么糟糕"，这种温和的坚持是一项很有用的技术，在使用的时候需要说明的是，如果两三个问题之后没有得到来访者积极的回应，那么继续进行，但不要成为一个"质问者"。无论如何，我们应该意识到我们使用语言的方式，不是总要被来访者理解和感激。这不是我们自视高人一等，只是我们承认自己要用这种确定的方式来问问题。来访者对这样的提问往往不熟悉，可能需要进一步澄清才能得到有效答案。

焦点解决短期疗法中的应对提问

不是每个人都做好准备用焦点解决的方式来前进（老实说），或者很少有人准备好在治疗室中面对一个陌生人提出的无止境的问题，来给出积极的反应。有些来访者一直沉浸在问题之中，这样就比较难办，他们可能还没有"准备好"完全进入治疗过程。所有的解决谈话终究不会改变事实。我们必须保持"焦点解决式"而非

"强迫解决式"。记住这是来访者的疗程，目标和步骤都属于来访者，我们必须一直确保自己能够坚持这一点。如果把我们自己的疗程强加到人们身上，强迫他们按我们的步骤来进行，强迫他们在还没准备好或没有能力的情况下回答问题，我们就面临着这样的风险，即失去我们所建立的治疗同盟和/或进一步合作的动力。那么，在这些情况下，人们没有向我们所期待的方向"移动"，我们假设人们只是会有一定程度的应对，在某种程度上他们在做一些事情。聚焦解决的观点是充满才能、能力和功能的，除非能够证明并非如此。一些应对问题我们可能会这么问：

> "我能看出来那确实很艰难，你是怎么熬过来的呢？""是什么让你保持前进的？""面对这么多问题，你是怎么应对的？""你是怎么做到的？"

还有一些观察语句可以强调治疗师的能力和韧性观点，比如：

> "发生了这么多事，你今天还能找到来我这里的力量，我想你一定是做了些什么。""你在以某种方式设法继续前进，这给我留下了深刻的印象。"

"以某种方式（somehow）"是个好词，我在视频里看过德·沙泽尔经常使用它。这用起来很温和，背后的假设是来访者正在"克服困难"，至少在某种程度上是这样的。

记住，来访者能够坐在你面前，他们就是在应对了。也许并不像他们想要的那样，但他们就是在应对。可能是因为他们有支持性的家人或朋友，他们想要一份喜欢的工作，或是拥有兴趣爱好，我们需要引出使他们熬过来的东西。这时就可以问奇迹问题（见第 6 章），或是问打分的问题（见第 5 章），也可以寻找曾经发生过的小例外情况。

案例：丧亲

治疗师：有没有哪几天你应对得比其他时候好一点？

来访者：有时候吧。没那么容易，只是我做其他事情的时候会忘记几分钟，然后又意识到她已经不在了，我还是很想她。

治疗师：当然了。那几分钟发生了什么使你感觉应对起来容易一点，即使只是几分钟的时间？

来访者：我不确定，我知道应该告诉你，因为我在忙，但很多时候即使我在忙也无法停止思绪。我一直在想我不应该这样，但是无法阻挡。

治疗师：实际上，我很难多说什的……你刚刚提到你想能继续在不忘记朱莉（Julie）的同时"过活"。有时候，在"过活"或"应对"的过程中，去留心什么使你"过活"得好一点和什么使你"应对"得容易一点，都会有用的。

来访者：我想我去她的坟前和她说说话，会有帮助。我可以号啕大哭，但当我回到家，我会好一点，因为我已经见过她，也和她说过话了。我不用每天都去那里，只要一周去个两三天就行。我想这可能显示出我应对起来好一点了。

来访者会注意到了什么，从而知道他们（或其他人）应对起来好一点了？什么有了哪怕一点点不同？我曾经见过很多有经验的焦点解决治疗师都会使用这种策略，来探索人们如何应对，但这却容易被新手治疗师们抛弃，因为他们往往会过于积极。如果来访者感到自己无法应对或看不到未来的路，他们又有什么可以坚持的呢？焦点解决短期疗法常常问这样的问题："有什么是你想要发生并且想继续发生的？"（这有点拗口）我们可以问："在你生活中有没有什么是稳定的——房屋、关系、头上的屋顶、朋友？"如果来访者能够承认某件事是稳定的、可以的或是好的，那么其他事情也可以如此。我们应该强调那些稳定的东西和应对，继续发掘什么是有帮助的。这些有帮助的事情能用于他们生活中的不稳定和困难部分吗？如果来访者表现出应对能力的丧失，那么作为治疗师，转而提供安全服务就显得很有必要了。我们相信人们都有韧性和资源，但他们经常意识不到自己拥有这些。当治疗师指出自己(完全根据来访者的反应)注意到来访者尽管面对巨大问题，也在以某种方式设法解决的时候，来访者往往感觉很舒服。

莎莉　　　我在前几次会谈中花了不少时间才使莎莉能够认可自己，问她如何应对和设法对付原有的状况，经常一遍又一遍地重复进行。下面的一部分叙述摘自我们的第三次会谈。

治疗师：我们已经谈到手术结束后11个月的一小部分，那确实很不容易。后来你是如何学会处理的？因为在短时间内能够应对，这一定需要很多改变。

莎莉：像我刚刚说的，我并不是真正在应对，这就是为什么我的医生想让我首先来这里。我一直都在哭，我想念很多我以前的所有东西，我想去工作但没有能力，我想有一些时候稍微好一点，但却没有，我将会一直这样下去多久，40年？

治疗师：我也不知道那感觉有多糟糕，但我确实有些想法或至少可以想象度过每一天是有多艰难，你会打扫卫生，烹饪，看窗外的风景，度过几个小时来等米克回家。你是怎么做到的？你是怎么设法对付你谈到的无聊的？所有这些你是怎么应对的呢？

莎莉：我就是做这些而已。对米克来说，老是看到我很低落，这样会很不公平，他总是会问我白天设法做过些什么，或今天怎么样，所以我必须做点什么事情，比如今天我来你这里，要不然我就没什么东西可以告诉他，就只能这么说："嗨，米克，我坐在这儿一整天，感觉很糟，希望我自己永远不要醒过来。"所以我必须就这么继续，继续，继续。[又开始哭了]

治疗师：你总得做点什么，这很重要。你每天都要找些事做，以至于可以把这些告诉他。

莎莉：至少他在周末会非常努力地逗我开心。[这里出现第二个小例外]

治疗师：他曾经成功过吗，我的意思是让你开心起来了？

莎莉：我想有一点吧，上周他带我去了海边。我很低落，不想在海滩上走。我很害怕跌倒掉下去，以前从没这么害怕过。但我们坐在长凳上一起吃冰淇淋，他用胳膊搂着我，那时我感觉有几分钟还不错，但也不至于很温暖。

此时，我对这样的回忆表示出一些惊讶和愉快，但似乎高兴得太早了，因为莎莉立刻又退回到问题式谈话了。就这点来说，无论如何，后来她透露的意思表明并不是我失败了。她事实上开始感激，甚至渴望那些感觉"还不错"的时光。这帮助她在艰难生活的情况下作出了自己的应对。

要点重述：会谈前改变、例外和应对提问　　本章你学到识别会谈前改变的重要性。你还知道有许多倾听并寻找例外的方法，而且应该继续探索、扩大和详述。最后，你还注意到焦点解决短期疗法并非总是在前进的"动态"中。有时去注意人们如何应对和设法处理自身状况，可能比前进的效果更好。你在本章中还会留意到讨论过的"步骤"和不要让来访者走得太快。短期并不总是意味着迅速。

个人反思　　想想你生活中感觉比较艰难的时候。这不必是生活挑战性事件，可以是考试压力或是与朋友的争吵。你是如何应对的呢？你做了什么起到了帮助？你寻求了谁的支持？即使是在那样的时刻，有没有一点希望的曙光？有问题的例外情况吗？比如，当你对工作感到筋疲力尽，周末发生了什么意味着压力被释放了？

试试这个　　如果你有一位同事、熟人或是朋友，他经常做些你不喜欢的行为（可能是粗鲁，可能是说话大声，也可能是很厌世），在接下来见到他们的三次机会中做个检查，你的任务就是留心任何小（或大）的行为例外。当你注意到例外的时候发生了什么？是因为一个特定的环境、地点或时间吗？谁在那里，发生了什么？即使你没办法注意到例外，那么你必须留意你和其他人是如何应对和设法处理这种行为的。

本章 关键术语	会谈前改变、例外、应对、设法处理、步骤。

推荐进一步阅读

Berg, I. K. , & Miller S. D. （1992）. *Working With the Problem Drinker: Asolution-Focused Approach*. New York: W. W. Norton.

这是一本非常好的书，书中有非常有用的个案研究。我尤其推荐读者阅读书中关于随机例外和蓄意例外的不同解释（见108—110页）。有趣的是，伯格和米勒仍使用关系类型中的"消费者""抱怨者"和"参观者"关系分类（见18—29页）。而这种分类现在已经几乎被焦点解决删除了，主要是因为实践者们开始对来访者进行分类而不是对关系分类，但还是值得一读的，至少我在思维过程中会一直注意到这一点。

Burns，K.（2005）. *Focus On Solutions: A Heath Professional's Guide*. London: Whurr Publishers.

凯奇·伯恩斯（Kidge Burns）用很好的方式阐释了应对问题的应用（见 26—28 和 78—81 页）。

焦点解决
短期疗法中
量表使用

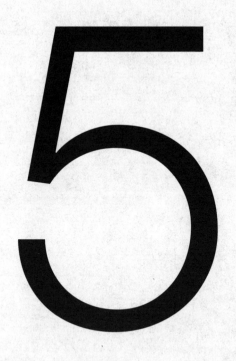

在阅读完本章后，读者会：

◎　欣赏焦点解决短期疗法中量表的使用

◎　理解量表是如何与其他干预方法相联系使用的（例如奇迹提问），
　　并作为一种特殊的干预方法

◎　欣赏量表几乎能够在焦点解决会谈的任何时间点使用

量表

作为焦点解决短期疗法典型的技术，这个技术也会在其他模式中
使用，它就是量表。它几乎可以在焦点解决会谈的任何时间点使
用。仅凭这一点，这一章就几乎可以出现在本书的任何部分。在
检验量表的使用的同时，仔细检验量表在焦点解决短期疗法实践
中的角色，是很有帮助的。

很多时候，多重量表问题会在会谈中使用。这也是为什么很有必
要在会谈中对它进行说明的另一个原因。量表对于多数治疗师和
来访者来说似乎都比较简单。我们会在焦点解决短期疗法中这样
用它：

◎　　　确认当事人的经历和对过去、现在和未来情况的描述。

◎　　　作为当事人朝向所欲未来前进的基准。

◎　　　扮演着共享意义的工具作用。

◎   扮演会谈中目标导向的部分。

◎   成为一种观测和比较的工具。

◎   测量信心。

◎   测量某件事情发生的可能性，比如任务的完成。

常见的分值是从 0 ~ 10，但如果当事人用他们自己的形式，比如 0 ~ 100，那么也可以采纳。通常当事人并不会一开始就使用量表，他们宁愿这样说"我感觉好多了"这样的话，让他们运用量表来估计好多了是多少，比如是 10% 吗？这样做是会对他们有帮助的。

儿童往往会使用他们自己的量表版本，我们与孩子们共事时就需要具有创造性并乐于探询，来准确建立起他们使用程度或量表时所表达的准确含义。这儿有个较好的青少年案例是我曾经遇到的。我们用消遣的方式来分享关于他们对来我这儿感到不快的量表解释，就像下面这样：

就不愉快来说，拒绝说话是最高分 10 分，"我很讨厌这里"是 9 分，往下的话到 "我无所谓" 是 2 分，"如果你愿意" 或 "我假设你愿意" 是 1 分。

随后我们转变成把 "我假设你愿意" 放在前面，作为 10 分，也就代表着他愿意参与会谈。这样一个共享意义的过程让当事人知道我能够大致理解他们的感受。这是我们可以在某些工作中采纳的不同寻常的方式。虽然说把数字放在话语里有时候感觉很新鲜，很重要的一点是，记住量表的使用并不是一个外来的概念。我们实际上总是在使用量表，比如：

我一点儿都没食欲 =0？我不饿 =1？我没有那么饿 =2？

我感觉有点饿了 =3 ~ 4？

我快饿了 =5 ~ 6？

我很饿啦 =7？我能吃下一匹马（我饿扁了）=8？我已经饿得够呛了 =9？我再不吃东西就快死了 =10？

花点时间想想其他我们经常说到的一些不同的"量表"表达方式，比如关于生气、能量水平、幸福感，等等。无论一个人把自己放在量表的什么位置，记住，那是他们的分值。去建立这一刻度化分值对于他们的意义是至关重要的，这是为什么呢？如果一个人说他处于 10 分中的 1、2 或 3 分（关于这些数字的解释比数字本身更相关），我们通常会用积极的框架来询问相关的内容：

> 治疗师：好的，你把自己放在 1 分的位置，当 0 分是最糟糕的情况，你一直在喝酒，7 分是某天你看到事情已经开始变好的时候，也就是"美妙的"一天。是什么让你现在处于 1 分呢？是什么让你从 0 分提高到 1 分？
>
> 来访者：嗯，我来到这儿已经是一个开始。我正在做一些事情，所以我今天到现在为止还没有喝酒。

[从这里起，我们可以探索他的"方法"，用回应来扩大当事人现

在取得的成就。]

> 治疗师：哇，所以说你已经成功抵抗了喝酒的一天并开始寻求一些帮助啦。能听出来你对这件事很认真……我在想，如果告诉你（和其他人）说你已经达到了 2 分，而没有达到 7 分，而只是小小的进步，你会注意到什么？
>
> 来访者：嗯……我想我是否能保持一整天不喝酒，或者至少是到晚上都不喝。

[注意：当事人已经看清了消极的做法（很多人都能这样）。没有问题只是目标的一部分；我们的工作在于找出他们会做些什么来替代不良行为。]

> 治疗师：所以说不喝酒了会使你的分数向上移。想想看一整天都不喝酒对你来说有什么好处？那天会有什么不同？
>
> 来访者：我就可以去把事情做好，当然我还会有点多余的钱，而且到第二天也不会那么宿醉未醒。
>
> 治疗师：你能够把什么事情做好？［忽略对"宿醉未醒"部分的回应］
>
> 来访者：嗯，我可以走下去到福利办公室，把那里的事都搞定。我想我还可以开始找工作。我也需要去看看我

的家人，因为我妈身体不太好。

治疗师：天哪，所以在 2 分的时候，你就可以开始做这么多事情。当你去看望你母亲的时候，她会注意到有什么不同吗？

来访者：她应该会高兴的，所以呀，她会看到我步上正轨了。

所以说，使用量表的小问题可以引起很多：对当事人目标的探索，用系统观来看待他人会从提高中怎么获益，还有在我看来最重要的是，一种重建的乐观主义。

也有少数当事人会给自己打 0 分，如果他们这么做了，你需要考虑是否要有非治疗性的干预措施来保证当事人的安全。然而，0 分必定意味着完全绝望吗？记得最后一章中的应对提问，为什么不询问他："你究竟是怎么熬过来的？"或者："当你感到低落的时候，你是怎么应对的？"举个例子，当问到这些的时候，一位给自己打 0 分的当事人曾说："如果不是因为孩子，我早就自杀了。"我们继续寻求作为一个母亲，对她的意义是什么，她是如何以母亲的角色不得不应对这些的，即使在她对酗酒感到很失落的时候。事实上，她告诉了我无数关于她如何在低收入的情况下努力做好母亲，她如何从不在孩子面前饮酒，等等。我忽略了她的酒精问题（技术上的忽视）然后利用剩下的会谈时间与她讨论她的教育技巧，并且基于此，我们还商定了两次会谈间的任务。在下次会谈时，她的酗酒情况减少得非常明显，与之直接相关的是她有更多时间与她的孩子们相处了。这同样也是一个解决的范例，而不是被问题绑住。

有时候 0 分只是当事人想让你知道事态有多严重的一种方式。我们应该尊重这种做法，不要否定它。我们所要做的是建立出 0 分是什么样子的，1 分或 2 分可能会是怎样。询问当事人"如何"才能达到下一个分数，这是一种行为干预。询问那会是什么样的或是他们如何能知道不只是有可观测的或相互作用的干预了。这也在假定这些是会发生的。

我曾经遇到一位来访者给自己打 – 99 分。在后续的探索中，似乎有东西告诉我要问她"怎么没有打 – 100 分？"她回答，"那样的话就是自杀了，我还没有那么严重。"当这个特别的来访者在最近的会谈中说得到 0 分时，这是一个确定的信号，也就是事情已经改善了，并且已经达成了这样一个目标"已经与问题共处一年了"。不得不提的是，当我向我的督导解释说，某人如愿卸下了她的重担，并且她已经达到 0 分的目标啦，这真是一次有意思的会谈。

信心分值

对达成目标有信心，对状况改善有信心，对克服困难有信心，这些都是很重要的。量表就是一种非常有用的工具，它不只是用来测量信心，同时也关注于来访者和治疗师所理解的信心水平（不管是在什么分值），以及当信心提高时可能会发生什么。

案例：

焦虑

治疗师：因此，乘公交去利兹市的话会让你觉得你可以战胜焦虑了。你告诉过我你正在计划下周一做这件事，这是勇敢的一步，同时也让人提心吊胆。［当事人点头］在 0～10 分，10 分意味着做这件事没有任何阻碍，0 分代表这只是空想，并不会发生，你有多少信心呢？

来访者：可能是 7 分。

治疗师：为什么？是什么让你给自己 7 分？

来访者：我已经下定决心了，我去过公交站拿到了班车时刻表。我知道需要花费多长时间以及在哪儿下车，还知道如果没赶上公交，每隔 20 分钟还会再有一辆，所以也不会等太久。

治疗师：你似乎已经做了不少事情。我在想，如果你的信心变为 8 分，你怎样才会知道？那将会有什么不同？

来访者：我会少一些担心自己在公交车上崩溃。就像之前谈到的，当我戴着耳机并有一本杂志的时候，这可以分散我的注意力。

治疗师：好的，那么 8 分是什么样的呢？你觉得什么会给你带来哪怕一点点信心呢？

来访者：嗯，买两本杂志，以防我把第一本看完了。

这时，我和来访者都笑了。来访者后来确实买了两本杂志，但却都不用看了。

另一个信心量表的使用已被证明在与时间相关时才有用，这是我在帮助一位来访者时偶然发现的。我询问来访者他们有多少信心能够回去工作。他们当时由于被欺负的事件而处于长期的痛苦状态。他们告诉我说，只有当他们有时间来恢复并重新感觉强大的时候才能够回到工作当中。

案例：

由于欺凌而无法工作

治疗师：所以说随着时间的推移，你重新感到强大，就会想回去工作，是这个意思吗？

来访者：是的，但那都还没有发生。我还是感觉很痛苦，我还是无法面对办公室的同事。

治疗师：我提到的那个量表上 10 分代表你确定自己在某个时候感到有足够的信心回去工作，就信心来说，你现在处于什么位置呢？

来访者：什么，现在吗？

治疗师：是的，就现在，在总分10 分的量表上打出代表你有能力回去工作的分数。

来访者：噢，我会回去工作的，现在可以打 10 分。我不会再让他们打我了，我只是不得不变得更强大。

治疗师：所以说你有 10 分的信心可以让你在某个时间点回去工作。那么你觉得有多少信心可以回去工作，比如用一年的时间？

来访者：10 分。

治疗师：噢，好的，那么 6 个月呢？

来访者：10 分。

治疗师：3 个月呢？

来访者：我想大概是 6 分吧。

治疗师：好的，如果我理解错了就告诉我。你感到 3 ~ 6 个月，这是需要花费的时间，并且拥有某种程度的信心就能够回去工作了，是这样吗？我们继续建立这个过程，她感到自己一直以来都在变得更加强大，直接相关的信心水平也随之提高。她正在进行自我疗愈。事实上，她比自己预计的更快回到工作岗位上了，在她回去工作了一个月之后，我们结束了咨询。

从那以后，在很多情况下，我都会把时间和信心分值结合起来使用，而且证明它在很多时候都能奏效。这是一个我从来没在书中学到过的好例证（尽管本书读者可以学到这一点），而我是直接从来访者身上学会的。的确如此，我曾用过很多最好的干预方法都是直接从来访者身上学来的，而不是从书中或同事那里得到的。我不仅会用信心分值，有时我也会用可能性分值。我会这样来问："在一个 0 ~ 10 分的量表上，0 代表一点可能性都没有，10 代表绝对能够发生，对你来说，变好/完成任务等的可能性有多大？"这与信心分值有些微的差别，在于它允许来访者从他们自己对信心的构想转向可能性方面。举例来说，某人曾经告诉我说他们没有足够的信心变得快乐，但他们知道多数人可以"熬过"抑郁。用另一句话来说，这就意味着"可能性"。

莎莉与量表　　在与莎莉的第一次面谈中，我们没有真正意义上确立一个明确的目标，只是她的医生想让她感觉好一些。然而，我还是问她在 0 ~ 10 分，她觉得对于感觉好一些的位置是在哪里。她的回应是对量表的一次较大考验：

莎莉：感觉好一些？我不会感觉好的，如果我没办法变好的话（身体上），这是重点。

莎莉与量表治疗师：很抱歉，我问得有点不恰当。那么如果我说，现在有一个0～10分的量表来评估你的感觉，10代表你能很好地想象出这种感觉，给出你的状况，10代表医生认为你已经好起来了，在你头脑中想想，即使身体上还没变好，但你确实感觉好些了，你现在处于量表的什么位置？

[莎莉没有回答，正处于似乎很可怕的漫长等待时间]

莎莉：我不知道，0分吧。我看不到这个问题的重点。我的医生想要我感觉变好，但他并不能真正理解我。对我来说没有任何希望。我知道他想让我感觉好点，

米克也是，每个人都是。

治疗师：好的，我知道这有点难，但我并不是想让你更沮丧。我可以再多问一个问题吗，关于米克有可能看到什么，会让他觉得你不只是0分了？

莎莉：他已经认为我开始变好了，因为我把房间保持得还行，会煮饭，在他想外出的时候我也会出去，我会去见医生，会来这里。他不知道我内心中还是0分。

治疗师：嗯……，所以，如果内心的分数不再是0，而是，我不知道，可能是0.5，你会注意到什么告诉你已经是0.5了，或者米克、医生或是我会知道你是0.5分了？我们可能注意不到，但你可以。

莎莉：那是，好吧，我没办法真的去想。所有我能想的只是我已经好起来了。我感觉我们在这里兜圈子。

治疗师：对不起，听上去我做的

这些此时对你不是很有帮助。可能是我太催促你了。

莎莉：不，不是这样的。只是我无法越过这件事去思考，我正在做的事情和我的感觉。也许什么东西会让我产生兴趣，使我感觉好一点，我不知道。

在那次会谈中，我继续保持确认莎莉的体验，并且没有再纠缠量表的问题，尽管在会谈快结束的时候给她的反馈是她已经遏止了情况的变坏，而且正在应对。我还指出她提到的"可能"什么东西会使她产生兴趣。这一点是很重要的：她说过"有可能"。她对可能性的态度还是开放的，事情是可以变好的，即使她的言辞中没有直接反映。提出其他人考虑她有可能高于0分也会有帮助。我可以也应该多挖掘一些相关信息，就像其他咨询，也像我在与其他来访者交谈时那样进行。我

本可以问"那么，米克看到了什么会告诉他，你比0分高了？"

莎莉的会谈间任务（她提不出来，而我不得不给她建议）是，去留意在第一次和第二次会谈之间，不只是0分的任何时间，哪怕是某一时刻。这次会谈后她并没有去留意，但在接下来的会谈之后，她愿意继续做与第一次相同的任务，她确实留意到了，然后反馈给我说，她老公带她去做了个SPA并提供了一些治疗信息。当时播放着经典的背景音乐，然后她说"就在这会儿"感觉还不错，可能能达到5分。这是非常有意义的，也着实在会谈刚开始就给了我一个大"突袭"。这有可能就是我们工作中的一个转变点，是从先前的量表使用中才得出的。值得注意的是，莎莉在几次会谈中一直保持相同的任务才证明这是有帮助的。

要点重述：
焦点解决短
期疗法中量
表的使用

本章你已经读到量表的使用加强了焦点解决短期治疗的基础，量表的使用可以贯穿于整个工作过程。量表可以单独使用，也可以结合其他的干预方法，比如奇迹问题一起使用。

个人反思

想想在生活中你想要到达什么位置或你想取得什么东西。在一个 0 ~ 10 分的量表上，10 分代表你已经到达那里或已经取得它了，0 分代表你还没有做出行动，你现在在什么位置呢？当你达到这个分数时别人会指出些什么？其他人看起来会是什么样的？是一个大"突袭"。这有可能就是我们工作中的一个转变点，是从先前的量表使用中才得出的。值得注意的是，莎莉在几次会谈中一直保持相同的任务才证明这是有帮助的。

什么让你达到现在的分数呢？怎么达到的？还有呢？

试试这个

下一个对于你的来访者，不管他们是你现有的来访者还是以前见过的来访者，询问他们这个问题：关于你设定的目标是 10 分，10 分代表着你已经达到那里，你今天会给自己打几分呢？无论他们把自己放在量表的什么位置，去问他们如果他们已经在分数上往前移动了一点的话，他们怎样才能知道呢？

本章
关键术语

尺度、量表、信心、可能性、留心。

推荐进一步阅读

De Jong, P. , & Berg, I. K.（2002）. *Interviewing for solutions*（2nd Edn. ）. Belmont, CA：Brooks-Cole.

虽然这本相互作用的书最好是结合视频一起阅读，但单独来看在焦点解决会谈的不同部分对量制的描述也是不错的。这确实是本好读物，是焦点解决治疗师书架上的基本卷册。

Nelson，T. S.（Ed. ）（2010）. *Doing something different：solution-focused brief therapy practice*. New York：Routledge.

由科特·维瑟（Coert Visser）编辑的第一章有个极好又简短的量表示例。李·谢尔兹（Lee Shilts）撰写的第五章提供了在夫妻身上使用量表的好例子，科特又在第十五章中描述了一个我们都可以使用的工具。

焦点解决短期疗法中
量表使用

共同创造
想要的未来

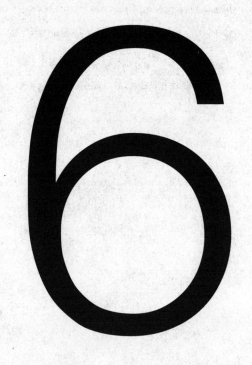

前一章只描述了量表。然而在焦点解决短期疗法模式中，量表是与奇迹问题密不可分的。量表不需要奇迹问题就可使用，而使用奇迹问题在不关注想要的未来或不用量表时，就显得不太现实，或者如果可以的话，也必定是不同寻常的。

奇迹问题

参与过焦点解决短期疗法训练的人大多都记得"奇迹"问题。大家也会一致地对它有些错误的理解。他们往往使用过快，或只用到其中的一小部分，并经常急速带过来访者给出的回应。

我承认从刚开始就能把奇迹提问用好需要很多技巧，包括时间方面、倾听方面、扩大方面和探索方面的技能。为了更清晰一些，我们使用奇迹问题：

◎ 想象未来可能是什么样子的。这里"想象"的根源是催眠疗法和可视化，这是毫无疑问的。然而，这也是一种实用的认知应用的方法，让来访者去"看"在前进途中的这个阶段，如果事情变好会是什么样的。

◎ 确定清晰的目标。使他们想要到什么位置或想达成什么变得清晰，这是至关重要的。如果没有这种明晰，我们，包括来访者，就会冒着对说明和目标感到模糊不清的风险，比如"我想变好一点""我想变得正常"。这样我们就无法使用清晰的分数作为进步的干预措施，或朝着具体的内容工作。

◎ 创造一个未来的记忆。当我们开车去某个曾去过的地方，我们能够认出"地标"，奇迹提问就是在做这件事。它能给来访者"地标"，以供其在朝向他们想要的未来之路上识别。

◎ 引发量表。前一章已经讨论过量表了。奇迹提问是一个引出量表使用的极好的方式，如果你在会谈中还没用过量表的话。

◎ 使干预更加精确，趋向于解决导向。当我们使用奇迹提问时，就是开始看来访者想要到达哪里或是达成什么。一旦我们有了解决的框架，就可以把焦点缩小至解决方案上，同时扩充相关描述。如果我询问某人他们想要什么，如果回答是"变快乐"，这就太宽泛了。我可以通过问他们想在哪方面变快乐从而缩小范围。可能得到的回答是他们会对自己居住场所的选择感到快乐，然后我就可以通过让他们描述这个住所是什么样子的等，来扩大这部分内容。

◎ 让来访者更具描述性。通过缩小关注点，我们便得出可以进行具体化的内容。此时，奇迹提问会帮助我们让来访者变得具有描述性，描绘问题不存在时，奇迹发生的场景。这非常重要，在下文中我们会看到，在心中描绘一幅奇迹的一天或是奇迹时刻的画面。

◎ 把重要他人带到图像中来。这里我们可以返回到系统观来看，来访者并不是孤身一人，他们身上发生的奇迹会被他人看见或是影响到他人——家庭成员、心爱的人、朋友及同事。

简而言之，奇迹问题允许我们和来访者去寻找不同的部分和哪些不同对他们或其他人来说是能明显察觉的。

很多焦点解决短期疗法的实践者都会坚持在第一次会谈中对来访者使用奇迹提问，这也被铭记于 EBTA 的研究定义（参见 www.ebta.nu/sfbt-research definition.pdf）和焦点解决短期疗法的实践当中。但对我来说，并不必须要这么做，主要是因为在第一次会谈中要商讨很多事情，如书中我所说过的内容。同样重要的是，坚持在第一次会谈中使用奇迹提问，会使我们处于设定疗程，并促使来访者去适应治疗过程的危险之中，而不是相反的情况。

有时候，人们想在第一次会谈时告诉我们情况有多糟糕，或是至少告诉我们他们的过去（关于问题的）。这是大多数人去治疗师或咨询师那里想要做的事情。我们的工作就是倾听来访者，而不是把我们的干预过快地加到他们身上。不管怎样，我们必须明白什么时候该进行干预。我在这里表达的意思是单纯地使用干预方法和知道什么时候去使用这个技巧是有差别的。奇迹提问是可以帮助谈话由"问题会谈"转向"解决会谈"的一个好方法。

一直以来，我对"奇迹"这个词感觉不太舒服——不知道这是否是我早期的天主教经历在起作用，我不确定。然而，我确定的是"奇迹"这个词对一些人来说并不适用。当我们对穆斯林信徒（他们只相信真主才能创造奇迹）或是佛教徒（他们根本不相信奇迹）说奇迹的时候，这是否是种冒险？对一个堕落的天主教徒来说呢？或者更简单地说，"奇迹"是否意味着是一种神圣的方式，而来访者无法掌控？就我来说，我很少会使用"奇迹（miracle）"这个词；我觉得它充满了文化色彩。我更乐意说"美妙的事（something wonderful）"——这似乎更贴近现实一点。这并不意味着我从不用"奇迹"这个词或是我总在评判使用它的其他人，只是个人喜好而已。

那么，奇迹问题到底是什么，它是怎么来问的呢？奇迹问题的第一次使用要归功于因苏·金·伯格（de Shazer et al., 2007），但随后被修改过，问的问题也不一样了。最终的措辞由德荣和伯格（1998：77-78）概括如下：

> 我想问你一个奇怪的问题。想象一下你今天晚上正在睡觉，整个房间都很安静，这时一个奇迹发生了。这个奇迹就是你带到我这里来的问题被解决了。可是，因为你正在睡觉，你不知道奇迹已经发生了。那么当你第二天早上醒来，你会发现有什么不同，告诉你奇迹已经发生了，你带来的问题解决了？

这只是其中一个版本。我听过许多焦点解决治疗师和实践者的录音带，包括德·沙泽尔和伯格的。他们不仅每次很少用相同的言辞来问奇迹问题，而且会强调问题的不同部分，在不同的地方停顿。这个过程需要经验和信心。一些焦点解决短期疗法实践新手觉得这个问题很难问出来，也会对答案心存疑虑。这还是值得坚持下去的，我会告诉你哈里·科尔曼（Harry Korman）的网站（www.sikt.nu/engindex.html），那里有他给出的基本原理，关于他作为一名有 20 多年资历的焦点解决治疗师为什么还在用这个问题。虽然奇迹提问（在这个版本中）被归功于焦点解决短期疗法的创始人之一伯格，但科特·维瑟（Coert Visser）也肯定了这起源于埃里克森催眠（见他的网页 http：//solutionfocusedchange.blogspot. com/2007/10/who-invented-miracle-question. html）。

我们也应该看到阿尔弗雷德·阿德勒（Alfred Adler）在 20 世纪 20—30 年代用过十分相似的语言："如果我有一个神奇的魔杖或者药丸，它能使你的症状立即消失，你的生活会有什么不同？"（Corsini, Wedding & Dumont, 2008：65）。它着重于不同——什么时候问题会消退或已经不在了——这在焦点解决短期疗法中是相当重要的。

奇迹提问最初的目的在于促使来访者去想象问题解决时的生活状况，假设事情将要变好了。目前有两种主要方式来问奇迹问题：有时对它有所"限定/修饰"，有时则不用。搞清楚什么时候要限定/修饰奇迹提问和什么时候不去限定/修饰它，是我和其他同行多年来一直在发展和琢磨的事情。我并不是说其中哪一种比另一个种更好，我只是认可这种差别。

更进一步来解释，你可以在会谈结束的时候询问没有修饰过的奇迹问题，如上所述，"你的问题已经解决了"或是"你今天带来这里的问题已经消失了"，或与之类似的话，这就是密尔沃基团队和短期疗法通常会问的问题。它假设问题解决后的生活是会相当不同的，是极为自由的。虽然用这种方式来问问题对一些人（包括新手治疗师）来说有时会觉得"太宽泛"或太跳跃，如果治疗师有信心驾驭的话，那么就是可行的，可以多做。

我头几次问奇迹问题的时候，感到很有挑战性，不只是因为第一个来访者的回答是他想让他祖母还在世。这并不是我所期待的答案，因为我们正在处理他的海洛因成瘾问题。事实是，我被难住了，并在接下来的几分钟里搞得一团糟。我当时对这个话题没有提问经过修饰的奇迹问题。如果我现在得到这个答案，我会认可说这是他的最理想期望，是 10 分，但这是实现不了的，我们需要在能够发生的事情上进行工作。我也许还会问他的祖母在世的话会有什么不同，继续聚焦于那些能够保持下来的事情，即使他祖母无法回到人世了。基于最初的奇迹提问语句，尤其是对新手来说，很难能够恰当应用，或者说把它用好是有挑战性的。这也是我想要去问、去教这个"限定／修饰"的奇迹问题的原因之一。例如：

> "然后当你醒来的时候，你开始相信自己可以不再酗酒了，那么你会最先注意到什么？"
> "然后当你醒来的时候，你意识到抑郁正在改善了，那么你会最先注意到什么？"

有一个带有修饰语的奇迹提问如下：

> "我想问你另外一个问题。这可能要动点脑筋，要有点想象力。假如说当你今天离开这里的时候，你回到家，像往常一样做事，按时上床睡觉。在你睡着的时候，一些奇妙的事情发生了，你所谈到的信心开始出现了。因为你在睡觉，所以不知道这已经发生了，但当你醒来的

时候，你会发现的确有些奇妙的事情发生，信心开始出现……你会如何知道这些？你第一眼会注意到什么，会告诉你这些已经发生了？"

这两种方法之间的不同是显而易见的。在第一种方法中来访者可以作出任何回答。回答也许与当前的问题没什么相关："我想中彩票。"这也不是坏事，可以算作是他们打的10分；我们不会去评判，而是找出达到足够好的分数。第二种方法更具有确定性也比较具体。德·沙泽尔在他的训练视频（虽然这个视频是二次扮演的）中询问坐轮椅的年轻人一个精彩的奇迹问题，视频名称叫作我想要去想要（I want to want to）。在询问全部的奇迹问题之前，他通过对来访者表达"考虑到你的情况"来限定这个问题。这是一个现实问题——这位年轻人已经无法行走了。德·沙泽尔通过询问什么是有可能发生的，来确认这个现状。当然我更乐意用一些小技巧来"限定"我的奇迹问题：

"然后当你醒来时，你还没停止吸食海洛因，你甚至连吸的量都没减少，但是无论如何你知道，知道在这个时候事情正在变得不同了。你觉得第一条线索可能是什么？你是怎么知道的呢？"

我在上文提过相比"奇迹"（miracle）一词，我更喜欢并且通常会使用"美妙的事"（something wonderful）这一短语。但在合适的场合我也会使用"奇迹"一词（如下）。我并不是讨厌"奇迹"这个词，只是觉得不舒服：

> 治疗师：我想让你想象一下，当你今晚睡觉时，有些奇妙的事情发生了，你带到这里来的所有问题都消失了，当你醒来时，你并不……［来访者打断］
>
> 来访者：那会是一个奇迹。
>
> 治疗师：你曾经听过这个问题吗？［来访者和治疗师都笑了］
>
> 来访者：没有，为什么？
>
> 治疗师：好的，奇迹发生了，然后……

来访者会对奇迹问题感到讶异而且经常用否定句来回应："我不会嘎嘎作响。"（口语表达，意思是戒断物质滥用）一种焦点解决式的回应可能是："那么如果你没有嘎嘎作响，你正在做些什么呢？你会如何替代这种感觉？"如果来访者说"我感觉我不会想要世界末日来临的"。治疗师就可以引出焦点解决回应"那你想用什么感觉来代替呢？"德荣和伯格（2002）把这个描述为"寻找替代"（不只是陷在奇迹提问里），去让可以描述出来的行为出现，而不是谈问题不存在的情况。

让我觉得有趣的是，德荣和伯格使用"行为"这个术语，而我个人会把它描述为理想"情况"的出现，而不是问题不存在的情形。德荣和伯格的团队（2002）中更多的是行为主义者而不是观察主义者，但是要点是相似的：我们都在寻求将会发生的是什么，而非什么是不会发生的。

从这一点来看，治疗师必须寻找细节："你会吃什么早饭呀？你那天会做什么呢？和谁在一起？"等。这也是个关注其他人的好机会："那么有其他人注意到这个不同吗？他们是怎么注意到的？他们会说什么？"

在奇迹问题之后就要花时间来引出来访者描述当"问题"消失时，那一天、那一周或那个月会是什么样子的。会有什么不同？谁会注意到？等等。奇迹就像是一块石头被扔进了水池，波纹在水面上蔓延开来。那个不再酗酒的男人口袋里可能会有更多的钱来支付账单，他可能能够花时间与孩子们在一起，成为一位好丈夫，不上班的次数也减少了，等等。我喜欢花很多时间使来访者对那天可能会有什么不同变得"可视化"，我通常会问这样一个问题作为这一天的结束："当在那一天快要结束的时候，你躺在床上有些困倦，你觉得你的最后一个想法可能是什么？"这是一个非常好的干预方法，它不仅可以让来访者去思考奇迹发生后的一天，还让他思考那天结束的时候，甚至是更远的未来。

奇迹问题也给了来访者一个机会去"看看"未来的记忆。想想当我们去购物时，我们知道收银台在什么地方，我们可以看到商店里的很多产品，知道回家的路。我们甚至记得我们要到哪个位置拿东西，哪一个架子上，等等。当我们回到家，发现还没有去购物呢。

在我看来，实践者在花费时间做这件事的时候，会从来访者身上获得最大化的效益。两分钟的时间是不够的。我曾经用了整个会谈过程来让人们对事情开始变好的那一天可视化。这就像我们开车去旅行一样：我们知道从哪里出发，也知道终点，我们必须注意的是我们要处于到达目的地的正确道路上。这种对细节的检验使奇迹发生后的那一天看上去更加真实了，更有可以触及的感觉，尤其是治疗师可以联系到当天的每一个点，关于来访者会说些什么，帮他们进行可视化的过程。我确定自己受到了埃里克森的一些作品的影响，或者至少是受到人们对他的描述的影响，然而我不确定自己是否会成为一名催眠治疗师——我很乐意"挖掘"人们有意识的可视化内容。

我在早些时候的书中提到过"荷包蛋男人"的故事（Hanton，2003）。它很好地论述了我们可以如何花时间来识别出奇迹发生后的细节。我那个来访者一直都是宿醉未醒的状态，每天都喝醉。他对奇迹问题的回应是，他能注意到的第一件事是他会吃早饭了。在接下来的挖掘中，他提到他超爱坐在餐桌前，有一盘烤面包上放着荷包蛋，他好多年前就很享受这些东西。我们继续探讨此时发生的事情：从他起床、洗澡、穿好衣服，把面包放进烤箱，再把鸡蛋放上去，然后坐下来在房间里随便看看，是否需要加点盐，等等。后来当他告诉我他已经不再酗酒了，会像他和我说过的那样吃个荷包蛋面包，并在餐桌上把这些告诉妻子，奇迹真的发生了。他说这些的时候真是眉飞色舞。

另一个例子也可以阐明寻求细节的"力量"。当我问一位同事（并不是治疗会谈）奇迹问题时，她说回到家她就感到疲惫和厌倦，只是瘫在那里看电视。我问她说：

> 我：假设明天有所不同了。你醒来去工作，然后回到家里，有些奇妙的事情发生了，你充满了能量，没有坐在电视前面，那会发生什么呢？
>
> ［下面的并非原话，但很接近原话］
>
> 同事：噢，我会整理花园。
>
> 我：好的，带我去看看。你回到家，会怎么到花园里去？
>
> 同事：穿过厨房。
>
> 我：告诉我，门在厨房的什么地方？你在去厨房之前还必须做些什么？如果有什么不同的话。
>
> 同事：门可以从厨房直接通向花园，我必须先穿上靴子。
>
> 我：你的靴子在哪儿呢？它们是什么颜色的？为什么需要先穿靴子？
>
> 同事：就在门旁边，绿色的，那种合适的长筒靴（威灵顿靴）。我需要它们是因为这样不会让我的鞋子沾满烂泥然后把泥带进屋子里。
>
> 我：喔，好的。你会沾到烂泥吗？
>
> 同事：是的，我必须走过草地，把所有的垃圾、落叶、

细枝、杂草等全部清理出去。自从冬天以来我就没清理过了，所以这是一个大工程。

我：你需要什么工具吗？

同事：当然，我得去小屋里拿耙子，可能还需要修枝剪、刷子、一个垃圾袋。

我：嗯嗯，能够看出来，这些都有用……那么，假设你已经在做这些事有一会儿了，清理了花园，你会有什么感觉？会感觉好些吗？

同事：那我肯定可以打 [笑起来] 8 分。[她对焦点解决短期疗法很熟悉]

我：那你现在对于不那么去做的一个晚上感觉如何？

同事：4 分或 5 分。

下次见面时，她告诉我当她到了花园，拿着工具，准备大干一场时，这段视觉化对她真是超级有用。那天她回到家，走进厨房的时候发现了门旁的靴子，然后进入花园里整理了 2 个小时，感觉精神焕发。

有时候来访者对奇迹问题的回应是"不知道"，治疗师不仅不要退却，更应该欣然接受他们对这样一个奇怪而又常常超出预期的问题的回应，这完全是一个恰当的回应（de Shazer, 1994）。此时，沉默是金。稍等一会儿，在你脑袋里数 10 下。很多时候来访者只是需要一些思考时间来想出点东西。如果他们还是没有反应，温

共同创造
想要的未来

和地承认这个问题的困难性，多探索一点点，基于最初的方式你可以问这样的问题：

> "嗯，我知道这对你来说有点难回答……那么，当你醒来，你注意到一件小事，这件不同的事告诉你这个奇迹已经发生了，或开始要发生了。我想知道那可能会是什么？"

如果问完这个问题你还是没有得到回应，或是得到一个消极的回应，你可以试着把问题扩大：

> "即使你没注意到，你觉得其他任何人会注意到这个不同吗？可能是谁？他们会注意到什么？"

这个问题也提供了一个使用量表的好机会。奇迹发生后的那一天是 10 分还是 8 分？来访者现在在什么位置？他本人会注意到什么告诉他自己已经提高了分数？现在距离奇迹那天的分数还有多远（在量表上）？

一些焦点解决实践者往往把来访者在"奇迹"后的一天定位为 10 分，也就是假设发生最奇妙的事情是 10 分。从个人角度来说，我认为这是一个过远的假设，是一种治疗师导向。因此，我更愿意在快叙述完的时候这样问他们的量表分数：

"那么如果 10 分代表那会是你生活中最好的一天，0 分与之相反，你现在会把你刚刚描述的那一天打几分？"

从这里我们可以询问来访者今天处于什么位置——这样我们就有了一个起点、一个终点和现在他的位置。通常，通过询问奇迹问题，然后把它与之前和之后的量表问题相联系，这个过程就不会那么费力了，这也是我在本章把这两种干预放在一起的原因。给你看个例子。

询问一个详细的奇迹问题可能会使来访者说他们处于 9 分，他们会感到快乐一些，并出去与人互动，而不是像过去一样低落。当问到他们当天打几分时，他们大概会说 4 分的样子。这是因为他们正准备要去工作、与人交流并且准备来寻求帮助。4 分和 9 分之间的距离只有 5 步，所以我们可以确定的是某些事已经发生了，以使他达到这个分数。他们已经开始改变了，我们也设立好了他们在这个分值表中想达到的终点。因此我们的工作也已展开，并制订好了在此范围内需要做的事情。

想要的未来

奇迹问题是焦点解决短期疗法的核心，不仅在于该模式的发展起源，还在于奇迹问题被用作显示治疗干预是聚焦于解决方案的指示器。我们问奇迹问题就是在寻求对想要未来的描述。通常，对来访者来说，这自然意味着没有问题的未来，或者是问题不那么严重的情况。我们在试图建立的就是我们所谓的"想要的未来"。那就是有些好事将会发生，而不是问题出现。这不是由问题来定义的，而是完全不同于问题的。这是我们常常讨论的焦点解决短期疗法思维模式转化的其中一种。想要的未来不一定非要与现在或者过去的问题紧密相关，它可以（也应该）是不同的事。

如果未来是某人不再吸食海洛因了，那么这个未来就是由海洛因问题来定义的；未来是某人胃口好，这个未来就是由吃饭问题来定义的；未来是拥有更多信心，则是由先前缺乏信心来定义的。我们的工作在于帮助人们想象出这样一个未来，他们会去做想做的事情——上大学，拥有自己的爱好，出去交际，找到一份工作，照看他们的房子，等等。

再次声明，这个想要的未来不需要"一定"由过去的问题所决定。我曾经有一个来访者一直有厌食症，并在参与社会工作课程。她告诉我说："我希望被称为社会工作者贝基，而不是正在恢复的厌食症患者贝基。"我无法更好地总结出焦点解决短期疗法的关注点了。这是另一个从来访者身上学习的例子——他们是我们最好的老师。

我很难更清晰地阐述在焦点解决短期疗法中关于"不同的事"（而非问题框架）的定义的重要性。奇迹问题和未来量表分值是使来访者去他们想要到达的地方，而不是远离他们不想去的位置。这种思维的转换在焦点解决短期疗法中是至关重要的，这就限定了解决的方法。

在考虑来访者想要的未来方面有两个要点需要指出。第一，在我们的工作中可能不会达到想要的未来。我们可能只是在到达那里的一段路上，也就是来访者与治疗师停止工作的位置。这个"足够好"的点就是来访者处于到达想要未来的正确道路上，并继续完全处于他们的进程当中。例如，一位来访者曾经告诉我她想拿到学位。这是她 10 年来从没在任何正式教育或工作中取得过的。这个学位代表她的 10 分。我们在她开始参加课程的时候停止了咨询，大约 5 个月后，我们继续进行工作。她已经获得了信心，参加了面试，被录取并且已经上了五六星期的课了。她告诉我说现在自己有 6 分，但确信一切都会很好。

需要指出的第二点是，想要的未来在人们努力达到的过程中是可以改变的。比如一个人想有更广的朋友圈，因为他感觉很孤独。后来他告诉我他已经建立起两段友谊了，这让他意识到，自己并没有必要有一个"广"的朋友圈。这个要点在于保持关注，保持确认，并且不要给出作为治疗师的假设，一直要觉察你的位置——无论如何不要在来访者的引导之外。

莎莉　　　　我试着在两种情况下向莎莉提奇迹问题：在我们第一次会谈时，那次很不幸地失败了，可能是由于我选择了错误的时间；第二次是在几次会谈之后，当莎莉明确告诉我这个问题与我们讨论的关系不大，她还没有准备好发生奇迹并且想继续我们当前的讨论。我们确实这么做了，无论如何，我们很早就设立了一个想要的未来，她想能不一直哭着生活，或是不去老想着手术的事和术前生活。这些都是很消极的目标，是由"问题"决定和定义的。把它变成一个焦点解决目标，她决定想在未来在生活中"至少有一个兴趣"。我觉得这才是一个有说服力的和可以努力达到的目标。

后来，莎莉想要的未来变过好几次，从"接纳自己的过去"到"能够处理好一些事情"，然后到更多的积极想法，这点我会在后面说明。在与莎莉一起工作时，识别出她情况的改善，并且确实发生了，以及她想要的未来如何变得更少受限，也更积极，这些对我来说是很有意思的。

要点重述：共同创造想要的未来　本章我们看到了如何使用奇迹问题（不管是被限定的还是未经限定的）来与来访者一起建立想要的未来，如何花时间来引出对想要未来细节的描述，并阐述了识别细节的重要性。想要的未来在于朝向某事，而不是远离什么。它们是代替和超越问题的生活，而不是被过去的问题所捆绑的生活。

个人反思　思考一下你自己想要的未来，假设是从现在开始的 10 年后，想象一下你早上醒来，事情像你想的那样发生了。睁开双眼，你看到自己会在什么地方？那天谁会在那里？你的工作是什么？你的朋友是谁？你的爱好和兴趣是什么？你的期待是什么？

试试这个　像在上面的个人反思部分一样，对 3 个同事或朋友询问同样的问题，向他们说明这是一个小实验，可以帮你对特定的治疗问题感觉更舒服。让他们对这一天进行可视化，过程不少于 10 分钟。如果你卡壳了，只需要简单地问"还有呢？"或者"你还会注意到什么？"

本章

关键术语

奇迹问题、美妙的问题、限定、想要的未来、可视化。

推荐进一步阅读

de Shazer, S. , Dolan, Y. , with Korman, H. , Trepper, T. , McXCollum, E. , & Berg, I. K. (2007). *More Than Miracles: the State of the Art of Solution-Focused Brief Therapy*. London: The Haworth Press.

这本书的第三、四章非常重要。我尤其喜欢作者论述对于奇迹问题不同答案的可能性以及治疗师不同的回应方式。第四章关注"奇迹量表"，我敢说是非常值得一读的，并去深度理解这种思维理论——在量表问题背后并与奇迹问题相连。

会谈结束，
任务和反馈

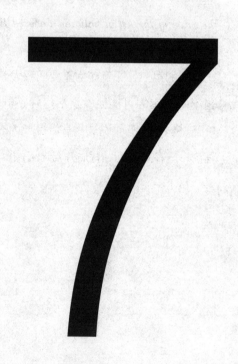

在阅读完本章后，读者会：

◎ 对以下几点的来源、目的和应用会有清晰的认识：

——在 SFBT 中，短暂歇息（如果使用）

——治疗师对来访者反馈／传达信息的使用以及治疗师邀请

来访者给出对治疗师的反馈

◎ 明白如何结束焦点解决会谈，包括布置任务

◎ 了解布置任务和行为治疗模式的区别以及它们之间的共同点

◎ 识别不同的任务类型和目的

晤谈／会谈的结束

治疗师通常会花费一个小时或 50 分钟进行治疗。我不知道为什么——传统而惯有的实践似乎要统治和主导治疗领域。和治疗中的许多其他方面一样，焦点解决短期疗法在这点上没有必要遵循传统治疗时间。事实上，如果会谈到达了一个恰当的点，例如一个可实现或可解决的点，那么会谈可以在这个点很好地结束了。"在这样一个有力的，积极的点结束可能是有益处的。"（O' Connell，1998: 27）实际上，当来访者不需要，也要确保一个人能够在治疗室花费 50 分钟或一小时的做法，是治疗师主导的治疗，并且违背了焦点解决短期疗法的原则和信念。有人曾对我说过，将来访者置于超出对其有帮助的时刻是一种"非法监禁"。

我的工作多数是和年轻人打交道，尤其是青少年。在我的经验中，1小时的治疗时间并不是通用的标准时间。在我看来，最好的做法是从治疗开始就和来访者说明可用的时间是多少，并且说清这是最多可用的时间，如果他们想要更早结束这个会谈也是可以的。会谈的结束是在会谈一开始或者是会谈过程中由双方一致达成的结果所决定的，这一点是很重要的。

焦点解决短期疗法的短暂歇息和反馈

会谈中已经讲了成百上千的话，包括量表评估、例外探询，等等。中断休息的目的之一是为治疗师自身以及来访者提供短时间内的反思。另外一个原因是向来访者暗示即将要结束会谈。还有一个重要的原因是治疗师准备给来访者进行反馈。尽管离开治疗室去休息可能是不适当或不实际的，但在房间里进行会谈的中断休息是可以的。

会谈过程的中断休息在家庭的系统治疗中是有明确依据的，他们通常会有一个团队在镜子后面观察，治疗结束后会提供咨询意见，并且团队会有一致的信息反馈给来访者。密尔沃基团队就是在这样做，而且许多焦点解决团队也仍然在这样做。

我不喜欢离开治疗室有两个理由，这大概会跟许多焦点解决治疗师意见稍有不同。首先，我认为这似乎是有些不礼貌的。尽管大多数的治疗师这样做之前会首先征求来访者的意见，但把来访者留在房间里，治疗师去和其他人探讨而没有一直和来访者待在一起，来访者可能会感到不舒服。其次，给来访者"提供"信息前，离开治疗室和其他人咨询这一做法与焦点解决短期疗法的非专家立场有些不符。

但是，我仍赞成在治疗中有短暂歇息的做法，在治疗中这样做对来访者是有益的，他们能看到你正在回顾笔记，他们也有机会自我反思，因此他们不会有"被抛弃感"。

在短暂歇息时的反思期间，治疗师应该参考他们的记录来寻找相关的点给予来访者反馈（Duncan, Ghul & Mousley, 2007）。反思这些记录为治疗师对来访者的反馈提供了一个简短有结构性的反馈框架。但治疗师的反馈不能太长，像观察报告一样——实际上，我建议反馈不要超过 2 ~ 3 分钟——而且反馈应该做以下几件事。

反馈应该强调积极面

不要太积极地刻意寻求积极面（这本身就是一种技巧），但要实际看来访者所说的话中积极的一面，追溯一些积极的行动、状况或治疗师和来访者提到的出彩的想法。总之，反馈的应该是来访者在会谈中表现出的事实以及来访者正在努力的事实，这本身就是积极的，而且是很好的起点。在这个阶段，一个人也能更清楚地知道走出治疗室后他们将要去做的大部分工作。为此，我们还可以反馈一些咨询前在来访者身上发生的一些积极面，因为这些

会谈结束，
任务和反馈

优势的力量会在来访者离开治疗室后继续发挥作用。

反馈应该强调例外　　　　假如发现了例外（它们本来应该
就存在），要突出、强调并放大
这些例外。当这些例外时刻发生时，来访者可能会很少关注到甚
至根本没意识到它们的发生。将这些例外时刻留到会谈的结尾去
讨论可能是更有力量的。这会有助于来访者尝试将随机发生的例
外转变成有意发生的事件，或者让来访者意识到之前他们已经尝
试过让例外发生，并且之后能继续这样做。

反馈不应该是假的　　　　　尽管这点应该不需要和大多数治
疗师解释，但我经常听到解决谈
话的初学者在会谈结尾的反馈中，会提到在会谈中根本不存在的
积极面和例外。此时，作出假的积极反馈和希望陈述对来访者是
不利的。治疗师一定不能这样做。人们不能生活在治疗营造的希
望泡沫中，这样当结束会谈时，他们感受到的仅仅是泄气。

反馈应该反映会谈的内容，　　对会谈作出总结，强调关键点是
包括前进的路径　　　　　　很重要的，这有利于来访者认识
发生在他们身上的事情。治疗
师反馈出来访者前进的路径也同样重要，尤其是离开治疗室后怎
么做能使来访者理解在治疗室谈到的解决方法是有帮助的。适当

的时候，突出当前的分数值以及未来的分数值是有用的。在我看来，此时不要用专业的行话进行反馈是极其重要的。在反馈时，要尽量使用来访者自己的话去反馈我们从他们那里听到的和学习到的内容。

反馈应该在适当处
给予鼓励和赞美

当然，如果时机恰当，应该在反馈处给予赞美，但赞美不应该仅仅在会谈结束给予反馈时进行。对人们而言，听到评价说他们在困难的环境中仍做得很好，已经很努力在应对，对他们的未来仍能有所把控等反馈都是有帮助的。当然，不是每个来访者都乐于听到对他们的直接赞美和表扬，有时来访者不得不"学习"如何接受。因此，在不适宜的情况下或你能感受来访者不接受时就不要给予赞美。下面是对来访者反馈的两个例子，也包括莎莉的第一次会谈。

案例：
给予反馈

治疗师：乔（Joe），我想说你让我感到印象深刻的是在你退出的第三天，你还是设法来到这里。很显然你很认真地在对待退出这件事。做得好。我也很高兴听到你描述你和你的合作伙伴之间关系发生的改善，听到你意识到你们之间对于彼此的意义后，我非常感动。我认为在这么困难的状况下，你有一个非常好的开始。你提到为了在刻度尺上前进一步，你需要告诉你父母发生了什么，因为你不想撒谎。我知道这是困难的，你需要找到合适的时机，在这一点上，我很钦佩你的自我意识。

莎莉　治疗师：莎莉，我做了些记录，就像之前我告诉过你我会这么做，而且我想要告诉你我看到今天发生了什么，当然可能我看到的有一部分甚至全部都是错误的，我很欢迎你随时打断我。可以吗？［她点了点头］你很清楚你已经经历了一段非常艰难的时光，现在也是。你的生活发生了一些改变，意味着你不能像以前那样做许多事。不管怎样，你都在努力过好每一天，你试着每天都勇敢地面对米克，把你的狗的福利都置于比你自己还高的位置，现在你让妹妹照顾它。你十分为他人着想，甚至是你的医生，你都不想让他失望。所以你一直在努力坚持，即便你不相信事情会变好。而且，当我听到你说有时，比如说当米克在家时，他会设法让你高兴起来，让你觉得生活没有那么糟，你的海滨之旅听起来也很好，我真的觉得很有趣。尽管你曾经考虑过不想活下去，但现在你已经做了要活下去的决定，并且今天努力来到这里，允许我们一起工作。对此我非常感谢，希望能够对你有所帮助。

然后我总会问来访者是否有一些要给我反馈的评论以及他们是否会再来看我。之后我会讨论会谈间任务。尽管一些从业者会在结束会谈反馈前布置任务，我个人认为不存在哪种方式正确，哪种方式错误。

会谈之间的任务（BST）

在任何的治疗中，我们（来访者和治疗师）都希望在来访者身上看到一些改变或者至少是来访者产生的一些行动。这些小步骤可以使用刻度化技术询问或者依据来访者的想法和感受，或者一些情况下，治疗师和来访者可以就具体的实际情况共同进行探讨。

并不是所有的焦点解决实践者都会采用会谈之间的任务；我本人就是这样。来访者在会谈以外的生活是他们的真实生活，因此最重要的绝不是他们花费在咨询室中的时间。我们看到一些人每周来进行 50 ~ 60 分钟的咨询，但是当他们离开治疗室时，他们还有当天剩下的 23 个小时以及那周的另外 6 天。因此，在我看来，我们应该鼓励人们去做一些在会谈中间对他们有益的事情。

我赞同利普希科（Lipchik, 2002）的观点，任务应该更多地被视为治疗师提供的"建议"，来访者有充分的自由来接纳或拒绝这个建议。他们可能有其他的建议来代替。鼓励来访者进行会谈间任务的一个技巧是，采用谦虚的、试探性的方式询问。治疗师的建议应该是和来访者提及的甚至只是顺带提及的某些事情相关，并且通常是在来访者自己对会谈间任务有较少想法或根本没想法时，又或者是来访者无法表述时，治疗师才给建议。

会谈结束，
任务和反馈

例如：

> 治疗师：你看，你已经提到你希望在你的评估尺上向前移动一点后你会注意到你对家之外的事情多了一点兴趣。那你希望你做些什么能帮助你朝着这一小步前进呢？
>
> 来访者：呃，不会吧。呃，我想不出来。[中断]不知道。
>
> 治疗师：有的人发现多出去走走对他们来说是有帮助的。你有提到说你过去常常在一家酒吧和一个游泳池俱乐部打台球。你愿意再试试，看看这些对你是否有帮助吗？
>
> 来访者：不，不要在酒吧，那儿有太多人，太吵了，但我觉得我可能会和我的同事去游泳俱乐部。我们可以早上去，当天还很黑而且也不是很忙的时候。

从我和来访者对话中着手，使用量表推测，他去游泳俱乐部的可能性多大，突出并称赞他不是很忙时会出去的这一想法并且使他接下来迈出的每一步都能可视化。在我们接下来的一次会谈中，他报告说这个方法很成功。

莎莉　　在第一次会谈中和莎莉讨论任务的难度是相当大的，因为很明显在最后她是疲惫的，不能想出任何她能去做的对她有帮助的事情。因此我们达成共识，在接下来的两周中（对下次会谈莎莉她作出的时间约定）她去观察任何时间中，她注意到的比她在 0 ~ 10 分量表中评估出的分值 要高的时刻，哪怕只有 1 分钟，并且注意观察在那个时刻发生了什么。

假如我们进一步看会谈间任务，我认为它们应该是这样的：

协商：会谈间任务不应该是被"给"的或者是通过治疗师宣布的（有一种等级感），设想假如你布置了一项任务，但人们并没有完成，是谁的失败？就像之前提到过的，我并不反对根据会谈中已经了解到的那一点来提出一些"建议"，但需要清楚的是，这完全取决于来访者，假如他们有了更好的想法，那就按照他们说的。例如：

> 治疗师：你之前有提到想去看当地画廊的展览。作为建议，假如你觉得接受不了你也可以提出来，你为什么不去试试呢？
>
> 来访者：我不知道，可能因为忙。也可能因为此刻有点可怕。尽管我确实注意到他们从上午 10 点开始是开放的。但可能那时不会有太多人。是的，我认为我不会去。
>
> 治疗师：好的，没有人要求你一定要这样做。我只是给你一个建议，因为你想不出你能出去做点什么事，并且你也说过因为那里的开采历史，你想去看这个展览。
>
> 来访者：可能我会去看橱窗陈列，因为它就在前面。然

后，如果我感觉好我会走进去。你觉得怎么样？

治疗师：听起来不错。你将会走出屋子，你将会去看展览，假如能实现的话你将会进行下一步。听起来感觉不错，希望像我想的一样。

当来访者感到不能实现一个建议的任务时，他们明确地想要做"一些事情"，而且对他们而言，治疗师对他们想法的接纳很重要。作为治疗师，能收回自己的建议，这一点也很重要。如果他们已经尝试了并失败了，那在一定程度上证明我的建议是一个太大的任务，是失败的。顺便说一下，这位来访者并没有去画廊，他很激动地告诉我他下一个参观的地方。

现实的并且可实现的：如果帮助一个人的任务是不能实现的，那么这个任务是毫无意义的。假如一个来访者现在每天服用 10 袋海洛因，并且表明自己要戒掉，见到你之后，你的工作不是让他消除想法，而是要探索实现的现实方法，并且与他的"刻度分"联系起来。可能这一周从每天减少一包的量开始做起是更可能实现的。

我曾经见过一个来访者，自从他妻子去世以后，他十几年来从未参加过社会活动。甚至和邻居谈话他都是恐惧的。第一次会谈结束后，他很热情地告诉我他将要参加当地一个大城市举行的舞会。接下来我很平和地问他，如果他成功做到了这些，在他的评分表上，他就会处于"走出去并且很自信"的位置。当他达到这样的状态时，评分是多少，他回答是 8 分，而目前他是处于 1 分的状态。我不是直接消除他的这个想法，而是继续问道，如果达到 2 分，会是怎样的状态。他回答道，可能在我跨出很大一步前，会至少做到在见到邻居时打招呼。我当然赞同他并且赞美他的这个想法。

可衡量的: 任务应该和刻度评估有关:"所以，如果你能做到走出去直到晚上也没有喝酒，那么你将会给自己打 2 分，是吗？好的，还有其他能够帮助你实现这个任务的事情吗？"

在这里需要指出，会谈间任务通常是和行为改变有关的，或者说至少有新行为产生。这也是一些焦点解决短期疗法从业者不喜欢会谈间任务的原因——这和行为主义治疗太像了，例如，认知行为治疗。但是，如果一些人来做治疗是发自内心地想要做些改变的话，那就要想想改变要从哪里开始？此外，作为治疗师，如果你对与行为相关的任务设置感到不舒服的话，可以做的是仅仅让来访者去"注意"或者观察事情变好的时候，以及关注当时发生了什么是有帮助的（见下面"观察"的部分）。

与治疗投入相关: 如果会谈间任务和你们之间探讨的内容有关，那任务就变得更"真实"，更具有"共享性"，至少双方都能理解，而且能被"重提"。如果合适的话，下一次会谈应该拿来分享。

更多和任务相关的

就像德·沙泽尔（1985）、德荣和伯格（2002）所描述的任务分为可观察性的任务和行为性的任务一样，任务在广义上可分为"看"的任务和"做"的任务。

从个人角度而言，我倾向于在第一次会谈中建议或探讨"看"的任务——并不是都这样，但通常会这样做。相比于去做一些事情，看或注意事情的任务会不那么困难。因此，我认为这会更可能实现。但是，在提问中如果来访者的回答是和做事情有关的话——我将会做××ד——要知道我们应该按照来访者的计划安排来，此时我会鼓励他这样做。

假如一位来访者正在谈论他的抑郁和烦躁，提到他的朋友主动约他出去走走，这时为什么不建议他去见见他的这些朋友，尤其是当他说在过去这种方法是有用的？或者，作为看的任务，为什么不问他当他抑郁少一点或有一点开心时，第一个迹象是什么？他会注意到什么？其他人会注意到什么？

当来访者说现在他们没有喝酒，感觉不错时，为什么不让他们想一下现在他们的嗅觉、听觉和味觉有什么不同？这里我再一次强调来访者应该自己设定他们的任务。我们给他们提供建议仅仅是在当他们自己没办法做到时，而且不能每一次会谈都这样——我们应该鼓励他们的主动性。

假如能设定一些小的、可实现的任务，那么来访者实现的可能性就更大。假如来访者不能实现小的任务，那么比起不能实现大的任务，它带来的破坏性也较小。任务可能是：

注意事情　　　　　　你可以使用以下干预方法或相似
　　　　　　　　　　　的形式：

"在这一次会谈和下一次会谈之间你注意到发生了什么
使你的评分向前迈进了？"

"从现在到下次我们见面的这段时间里，你要一直观察，
这可能对你是有用的。要去观察让你感觉比 2 分稍好的
时刻，不论是多小的事，去观察那时发生了什么。是收
音机里的一首歌，一个明媚的天气或者是一个朋友的电
话？你觉得你能做到吗？"

"我想就像你告诉我的那样，你可以尝试着去发现你团
队里所发生事情的积极面。试着去探查你注意到发生在
你的每一个团队成员身上的事情的积极面。我感兴趣的
是这对你是否有帮助。"

"如果你能去注意工作中人们评价你做得很好的时刻，那
会是非常好的一件事情。就像你告诉我，上周你帮助同事
解决了电脑的问题，他评价你是非常有帮助的一样。"

写日记　　　　　　　通常治疗时，人们会被要求在日
　　　　　　　　　　　记中记下问题，产生的原因以
及克服问题的方法。戒酒日记通常是这样的。但我通常会要求来
访者写下发生的积极事情或者他们日常的积极想法。这对帮助抑

郁或焦虑的来访者是很成功的。通常来访者都会回来说出许多积极的想法或是观察到的美好时刻。多兰（Dolan）来自未来的信（Dolan, 2000）是焦点解决中记录积极事件的很好例子。

走出去

有些人可能从拜访人们，外出一天或者购物、去公园等会谈间任务中受益。这种方法在"心情评估"方面尤其管用。你可以让人们在没有外出前在 0 ～ 10 分的评分上打个分，当他们外出回来之后或者是做了事情之后再进行一次评分。

谈话

很多时候，我听到人们说他很在意的人"根本不了解我的感受"，之后发现是他们没有讨论过这些感受。这个治疗的过程有时能帮助来访者在治疗室以外进行这些对话，而且在适当的时候应该鼓励他们去这样做。

一位来访者曾告诉我他十分孤独，而且没有可以说话的人。进一步了解到，其实他会和一些人交流，只是这些交谈对他的帮助不大。后来我和他协商出会谈间任务：他要去社区中心，在晚上的活动中要一份传单。结果他不仅这么做了，而且还和中心的一位工作人员聊了很久，在那一周他还加入了一个读书会小组。一周中他的评分从 0 提升到 5。

找乐子

尽管这乍一听可能觉得有些敷衍，但令人吃惊的是在治疗室中的很多人都忘记了怎么找乐。曾有个来访者一直在抱怨他和他的妻子从没在任何一个活动上的意见达成一致，因此他们什么活动都参加不了，只是待在家里。我建议他和他的伴侣在三张纸上写下他们想要参加的3个活动。每个人都要提出一个之前没有提议过的活动。这些纸折好后放到一个容器或帽子中，每个人轮流抽出一张，接下来他们将按照选择的顺序依次进行这些活动。

下一次的会谈中，这位来访者说他们确实这样做了，而且在这场"未知"的活动中玩得很疯狂。他又提议要去开坦克，去裸体沙滩。我要补充的是后来他们真的去这样做了而且也做了一些不那么令人意想不到的事情，比如看电影，到公园散步等。多年后的一天我在镇上遇到了这位来访者，他不仅依然和伙伴在玩把想法装在帽子里的游戏，而且还建议同样有婚姻问题的一些朋友也这样玩。

和工作相关的任务

我的一位来访者告诉我他工作中的同事都对他很冷淡，大家都不喜欢他。他还举出很多例子来证明他所说的。我们商议出一个"实验"来"证明"一直都是这样的。他在接下来的一周见到他的每位同事都跟他们打招呼或说"早上好"，一周后再评价大家对他的反应。结果一周后他来告诉我说每个人对他的态度都发生了改变，都变得更加友好了。他也说他之前一直搞不懂为什么会这样，直到这一刻突然醒悟了，他意识到他是能改变事情的。

和关系有关的任务

一位来访者曾告诉我，当我们正在谈论她怎么样会注意到事情正在变好时，她说："如果我和我的丈夫能一起讨论我的抑郁，但他不敢，因为他不想让我烦躁。我想我应该让他知道，谈论这个是没问题的，而且可能会帮助到我。你觉得呢？"我回答说这确实是个好主意。她说一天晚饭后她会说"你知道，谈论我的抑郁是没问题的，不会像你想的那样把事情搞糟的"。

探查任务完成的情况

我很少会在下次会谈时询问任务的完成情况。原因很简单。假如我们这样做了，就存在一种质问的等级风险，关注点会放在任务的完成上。曾经有治疗师询问过去的任务完成的情况，带来了负面的结果。有些情况下，来访者不再来就是因为他们"不想让治疗师失望"。有些时候为了不想自己被认为是失败的，来访者会对完成的情况说谎。在此存在一个权衡的问题，因为如果我们不询问任务完成情况，存在的风险就是治疗师好像对来访者的进展程度不感兴趣。因此，下面有一些方法：

◎　　让来访者知道正常情况下治疗师不会询问任务的完成情况，

如果下次来的时候他们想说可以提到，因此他们来之前作好准备。

◎   什么都不说，等等看来访者是否会主动提到任务的话题。

◎   在随后这次会谈的结尾，当你们要再次进行谈话间任务时，询问上一次的任务是否有用。

莎莉   莎莉大概在她第二次或第三次会谈中提到她的丈夫为她支付了水疗护理而且她开始弹奏一些古典音乐，她觉得 10 分的评分表上，她处在 5 分的位置。表面看来，看到的这些很好并且对治疗师是一种鼓励。但是，这个例子也很好说明了焦点解决不做来访者的专家的立场。当我向来访者表达我受到的鼓励时，来访者告诉我在水疗护理之后她感到更糟糕了，因为她觉得这种"很好的"时光转瞬即逝，不能长久维持。坚持不放弃，在这次会谈以及后来的会谈中我们几次重提了这些转瞬即逝的时光，后来被证明是很有效果的。

结束这个会谈

在焦点解决短期疗法中，我们总会问来访者是否还会想再来。下一章会作进一步的探讨。无论他们来还是不来，经过反馈和布置任务，会谈的工作都圆满结束了。从这一点来讲，我们已经完成了我们的工作。

会谈结束，
任务和反馈

要点重述：
结束会谈，
布置任务和
反馈

本章我们谈到，和其他会谈治疗一样，焦点解决会谈也必须要有一个结束。我们确保自己仔细地倾听，通过向来访者反馈我们听到的，确立他们想要的未来。通过向来访者提问，我们核查反馈是否准确反思了会谈。通过评分的提高，我们也协商治疗外的任务来帮助来访者实现他们想要的未来。我们也谈到不是所有的焦点解决理念治疗师都会布置会谈间任务。

个人反思

想想你的职业生涯进程或者是一项兴趣或爱好。想一下你目前处于的位置（刻度值）以及你想到达的位置（刻度值）。你怎么样才会注意到你向刻度值末端移动了一点点？在这个过程中是否有一些你正在做的事情或者注意到的事情对你是有帮助的？为自己设置一个和刻度值有关的任务。之后自己检查是否有效果。你已经在刻度尺上前进了吗？

试试这个

见下一位来访者时，在整个会谈中你记录一些关键点，在离会谈结束大约还有 10 分钟时，或者在你们的会谈中，适当地暂停一下，像这样给你的来访者建议：我可否出去一会儿，对我们刚才谈到的内容做一个反思，然后回来告诉你我看到发生的事情。我需要确保我们在正确的轨道上，所以我也需要你告诉我你的看法是否也是这样的。

然后像上面提到的这样去做。会谈之后，自己思考你和来访者的感受如何。你觉得这样结束会谈好吗？

| **本章**
关键术语 | 结束会谈、反馈、信息、任 | 务、会谈间任务、完成、看、做、注意。 |

推荐进一步阅读

Dolan，Y.（2002）. *Beyond Survival: Living Well Is the Best Revenge*. London: BT Press.

任务和练习占据了这本书的大部分篇幅，其主要关注点在于从性虐待中恢复，书中的许多任务可以改编成焦点解决短期疗法的会谈间任务。

会谈结束，
任务和反馈

焦点解决
短期疗法中
后续会谈
和会谈终止

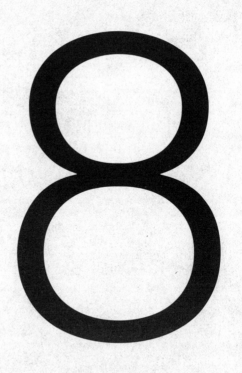

在阅读完本章后，读者会：

◎ 焦点解决短期疗法中的每次会谈都是不一样的，直到来访者

来到治疗室并且澄清了他们的议题后才能知道要谈什么

◎ 明白每一次会谈都要了解来访者的关注点和他自己独特的目标

◎ 后续的会谈能够使其"在正轨上"（例如，第一次会谈结束

后的会谈）

◎ 知道如何进行后续的会谈以及如何衡量来访者的进步

◎ 理解焦点解决短期疗法"终止"会谈的概念

焦点解决短期疗法的第二次会谈和随后会谈

欧洲短期治疗协会（EBTA）协议和许多焦点解决短期疗法的倡导
者认为焦点解决短期疗法在第二次会谈或随后的会谈中要以"自
从我们上次见面以来，什么事已经变得更好了呢？"或者将这种
问题换个问法来询问。询问这类问题的目的是一开始建立一个框
架，找到自从上次会谈后解决方案已经发生的部分。但这要建立
在一定的基础上，就是知道已经发生的什么事情是有效的，并且
要扩大它，进一步探究它。

如果来访者的回答是"没有"，那就值得再等一次或者两次，看看来
访者是否能自我挑战、扩大或澄清。接下来就可以问他们是如何应
对的，或者怎样保持现状（怎样让任何事情都没变得好一点）？或者

问这是否意味着事情没有变得更糟。记住，即使没有改变也比事情变得更糟要好。假如来访者说，事情的确变得更糟了，这也是有用的，可以再次询问在这种情况下，他是如何应对的？

就我个人而言，我喜欢"软化"这种开场方式，像这样：

> "距离我们上次见面已经有一段时间了，在这期间会有一些事情变好了，一些事情会保持不变，可能还有一些事情变得更糟了，你是否介意说一些你注意到已经变好了的事情来开始今天的会谈？"

一旦我们采用了这样的开场方式，接下来会谈的样式将取决于来访者的回答。当然，在会谈开始也要弄清来访者最想要的未来以及他的目标。然后治疗师应该评估来访者目前处于量表的哪个位置并和之前的位置进行比较，看一下这其中的变化。书中的前几个章节已经讨论了挖掘和探讨会谈前改变的重要性。很多人都会想到去询问什么事情已经变得更好了，我认为，随着这个话题可以继续往下探究"会谈间改变"。但是这个假设是有些事情已经有所改善。因此，这不仅是探索，更是将其清晰化。

开始探讨上次会谈至今的任何改变，无论是治疗师还是来访者似乎都有一点畏惧。但是这值得我们坚持做下去，因为这能帮助来访者和治疗师去关注正在发生的一点点变化。随着治疗干预的进行，这里有个警示。如果这一系列的提问让来访者感觉到不舒服，那我们应该停止。然后我会这样说:"自我上次见你以来,确实发生了一些你认为对我们今天的会谈有帮助的变化吗?"无论他们说什么,我们都需要去明确怎么样的讨论是有帮助的。

有一个很重要的点需要注意,与大多数其他的治疗师不同的是,我们不会根据上次的会谈提前预设回答或继续的程序。起初问道"什么事情已经变得更好了"之后,要评估来访者目前所处量表的位置,接下来的会谈更多取决于来访者的引导。一些焦点解决取向的治疗师称之为"身后引导"。

询问任务完成情况

上一章节已有讨论。我从不会以询问任务完成来开始会谈,除非来访者自身引导我这样去做。这样做是行为主义的做法,会导致来访者的防御及其对未完成任务的"负罪感"。这与焦点解决的来访者为主导的治疗原则和合作方法是不相符的。进一步来说,在某种程度上有疏远来访者的风险,他们可能会因为任务的失败而害怕被"责骂"(言语上的或内心的),就将不会再继续来参加会谈。因此,随着治疗干预的进行,需要对此有一个权衡。假如我们没有询问任务的完成情况,有可能(尽管我很少会有这样的经历)来访者会感觉到我们根本不关心他们的任务完成情况。

但是,围绕"什么事情已经变得更好了"的一系列问题通常会让来访者回头来报告他们的任务完成情况。假如一个来访者能够自愿地回过头报告他的任务，那就说明他肯定是做到了。在我的经验中，来访者通常会自愿提供这些信息。关于任务的完成情况，来访者可能会有 3 种回应：

1.　　他们没有尝试这项任务。
2.　　他们尝试做了，但只有部分做到了。
3.　　他们尝试做了，而且完全做到了。

他们没有尝试这项任务

假如来访者没有尝试做这项任务，一定有一个好的理由。他们可能害怕做这件事，或者他们还没有机会这样尝试，或者有其他的事情阻碍了他们的尝试。甚至很可能他们只是忘记去做了。焦点解决短期疗法此时的回应应该是，如果这个任务是值得做的，首先确认来访者是否能够再次尝试去做这个任务（来访者的观点）。要确认经过思考后，认为这个任务是合适的。也许这个任务太大？假如真的是这样，我们应该意识到，并商定让任务变小些，使之更可能实现。我们也要指出，并不是每个人都能在第一次尝试中完成任务，甚至第二次也不能。我们应该赞赏来访者的诚实。我们也可以问来访者布置的任务是否是他们希望继续去做的。假如不是，我们可以在这次会谈或随后的会谈中询问，他们在会谈间是否已经注意到或已经做了一些有帮助的事情——这是一种追溯任务确认的方法。"尽管"没有实现任务，但这可能对探索例外或进步有帮助。我曾这样做过，并评价来访者"哦，看来你根本不需要那个任务。"

他们尝试做了任务，但只是部分成功

没有失败。我举个例子。皮特（Pete）对在人们面前吃饭感到恐惧，他的任务就是和他的女朋友在咖啡店吃一小块蛋糕。他之前从未这样做过。当他再次来会谈时，报告说他因为没有完成任务而感到"郁闷"。事实上，他报告说由于"感知到的"这种失败感，他的评分更低了。通常的反应是，同情并认可他的这种失败感，安慰他并且不要关注在失败的任务上。但是，焦点解决取向的治疗师不会这样做。是的，我们认可你的感受，然后会进一步探究，找到有用的部分是什么，而且我们不关注无效的那部分。

在进一步探索之后，我发现皮特已经在努力做到走进一家咖啡店并且的确喝了一杯咖啡。他点了一个蛋糕，但没有吃，所以他的女朋友吃掉了。于是我是这样呼应他的：

"皮特，尽管你是害怕的，但你仍走进了一家咖啡店。你打开咖啡店的门并走进去找了一个位置坐下——所有这些事情对你来说都是新的。然后你点了一杯咖啡和一块蛋糕，你喝掉了咖啡，你的女朋友得到了这块蛋糕礼物。你做得很棒。"

他回应说他从来没有这样看待这件事，并且他很高兴，毕竟他走进了咖啡店。然后觉得没有失败。

乔安妮（Joanne）给她自己布置的任务是这一整周不要吃巧克力，并且做到有 3 天没有吃。当我们再次见面时，并不是要她对自己那 4 天的"妥协"感到自责，而是将关注点放在那 3 天——她已经做到不去吃巧克力的有效部分。她对这一系列的提问感到非常吃惊，经过这么多讨论，她意识到一整周都不吃巧克力并不是她真正想要的。一旦她妥协了，她会感到因为失败了而不想继续坚持。所以她给自己设定了新的任务，坚持 3 天不吃巧克力，接下来的一天可以吃，然后再坚持 3 天。她成功做到了——毕竟，这是在重复她以前的成功。

因此，此时治疗师的回应应该是温和的，并进一步探究找到当中有效的部分——如何才能重复这些成功。总之，关注点应该放在已经成功做到的那部分，而不是关注不成功的部分。

然而，在某种情况下，我们可能也会关注来访者不成功的部分，而这只是为了向来访者强调，使他们在治疗室中承认，他们的确曾经尝试过。这种"尝试"去进行任务本身可能对于有些人而言就是一件了不起的事情。我们不应该忘记这一点。

他们尝试做了，
并且全部成功

一位来访者决定每一次在"屈服于"大麻烟草前，让自己等待 10 分钟，因为他的目标是拥有更强的意志（不仅仅在这件事情上）。他不仅做到了，而且在治疗的会谈间隔期间能做到在妥协前等待一个小时的时间，因此大大减少了大麻烟草的摄入量。

另外一名来访者有乘电梯恐惧症，他设定的会谈间任务是和他的一个朋友一起乘电梯下一个楼层。他后来报告说，他不仅这样做到了，而且他的朋友陪他一起上上下下几次，后来他自己独立完成了。

一位来访者在第一次和第二次会谈间的任务是乘坐公交车走一站的路程，在第二次和第三次会谈间的任务是乘坐公交车完成一整段的公交之旅——最终他说："我乘坐了 15 ~ 20 站的路，记不清了。"

有许多成功完成任务的例子，他们都不只完成了最初的任务，还给自己设定了新任务。作为焦点解决短期治疗师，我们的回应应该是这样的：

◎ 赞美来访者的成功，探讨他们是如何完成任务的，对他们而言，他们尝试做了，什么是有帮助的以及他们观察到了什么，从他们身上学到了什么。

◎ 查明进一步的布置任务是否有用，如果有用，确保由他们进一步主导任务的设定，而我们不要插手。

◎ 找出他们和其他人在成功完成任务事情中观察到了什么，不仅是任务本身，而且也要找到其他已经改善的事情。

◎ 承认不是每一件事情都会 100% 成功，但他们已经实现了当前 / 过去的任务，未来的事情也会做到。

焦点解决短期疗法中
后续会谈和会谈终止

我认为所有的这些事情都应该以一种"轻松"的方式进行，在适当处使用幽默，但也不能掉以轻心从而远离成功。

更多关于第二次和随后的会谈

在第一次会谈中，治疗师和来访者已经共同聚焦过他们的"最大期望"。希望他们会在量表上找到他们目前所处的位置，这个位置和他们想要到达的地方有关，而他们想要的未来看起来包括了在同一个量表上所有他们将会达到的地方。

在最初开场之后（第二次和接下来的会谈），和来访者一起检查他们目前处于之前那个量表的位置可能是会有帮助的。这时，非常重要的一点是探索已经发生了什么能向来访者说明他们处于量表的不同位置（如果有改变的话）。例如：

> 治疗师：丽莎（Lisa），上周我们见面时，你提到你处于量表 10 分中的 4 分，这涉及你是如何应对目前处境的。同样的量表，今天你处于几分的位置呢？
>
> 来访者：可能 4.5 分或者 5 分？不太确定。我认为应该是有一些变化。
>
> 治疗师：真的吗？我对此很感兴趣，有什么不同呢？
>
> 来访者：嗯，就像，我只工作 3 天，因此我花费更多的时间在工作以外，所以，我应该享受更多，当我在工作时不

应该担心太多，毕竟这只是个工作。我想让工作的事情有些不一样，但是即使我没能做到，也不应该让它潜移默化影响我的生活，好像我已经做到了，你觉得呢？

治疗师：天哪，听起来你已经做了很多思考，而且这对你都是有帮助的。我很高兴听到你这么说。今天在这里花费你的时间，对你而言什么是有用的？我们应该谈点什么？

询问"有什么不一样？"或者"已经产生了什么不同？"这类问题或类似这样的问题，在焦点解决干预中是十分有用的。这真的是一个技巧，要记得使用它，转变说法来问。同样，当一位来访者开始详细叙述事情或者回答奇迹提问，或者在注意发生了什么不一样时，或者在其他以来访者为主导的对话中，询问"还有呢？"也真的是一种技巧。"还有呢？"会让来访者一直保持觉察和谈论：

治疗师：你到家之后，你注意到你感到了一些平静。很好。还有呢？

来访者：我感到高兴，因为我做到了就很高兴。我说过我会做到，我真的做到了。

治疗师：因此，你更加平静，也更加高兴，你也应该如此，还有呢？

来访者：嗯，我想要告诉人们。我会打电话给我的妈妈，告诉她我已经到镇上了。她会很开心（真的很高兴），起初会不相信，这会使我感到更加高兴。

注意，我所做的都是在重复来访者的话，然后加上"还有呢？"没有作解释、释义或分析；只是来访者自己的话。

莎莉　　在和莎莉进行了9～10次的会谈后，我已经知道了她是如何应对的，在几次督导会谈中，我对"没有到达任何地方"表达了自己的沮丧，我的导师问我对莎莉走出来到我这来看我有何看法。考虑之后，我的回答是我不确定。可能别人能听她讲，她就很高兴。我的导师用焦点解决的方式问我，我是怎么样让事情取得进步的。事实是我不知道，虽然我意识到在上周的会谈中我并没有问莎莉会谈对她是否有用，但我决定相信这是真的并继续保持一段时间。我决定在下次会谈中以这个作为会谈的开始。因此在我问莎莉是否有些事情已经得到改善后，她对我的回答是这样的：

莎莉治疗师：莎莉，很抱歉，在上次的会谈结尾我忘记问你，会谈对你是否有用，并且我想问你的是：这些会谈是如何对你产生有用的效果，能让你再次来到这里的呢？

来访者：噢，这确实是有用的。这给我提供了一个和人交流的机会，但不会像米克一样，有被烦的风险。没有冒犯，假如我对你抱怨也没关系。

治疗师: 没有冒犯, 莎莉, 我同意你说的。[此时, 莎莉笑了] 所以假设这些会谈对你的帮助大过你刚才说的——和一些人交谈不会被烦, 假设这些会谈确实能帮助你在之前我们讨论的情感量表上前进一点, 你认为在这儿我们谈论些什么对实现这个是有帮助的呢?

来访者: 你知道, 这是非常有趣的, 因为我确实很期待来到这里。它使我走出了家门, 并且使我在家时有事情思考, 所以我觉得这对我是有帮助的。[她停了停, 看起来有些困惑] 我刚才意识到, 我说我期待来到这里。这怎么说呢? 我期待看到我的治疗师。噢, 天哪, 我已经变成了治疗上瘾的人。[然后她笑了笑, 这是我第一次见到她笑] 谁曾想到?

治疗师: 我不确定你是不是个治疗上瘾的人, 但我猜我不是。[我们都笑了] 那除了这个, 不经意间你会注意到自己期待其他的事情吗?

来访者: 不全都是这样。我忘了告诉你。一天, 我在大扫除, 洗衣服时放了一些爱尔兰音乐, 我的双脚也跟着舞动起来。

治疗师: 这听起来是很有意义的一件事, 你同意吗?

来访者: 现在你将要问我刻度化的问题吗? [她笑了]

治疗师: 我要问吗?

来访者: 现在我想想, 去听一些音乐, 会更快活一些。而且不能拉小提琴也不会感到悲伤——也只是刚才想到的。那没有乐趣吗?

治疗师: 非常好。当你洗衣服, 听爱尔兰音乐时你处于量表的哪个位置?

来访者: 可能你不会相信——大概会有 7 分, 回想起来那是很美好的 20 分钟。

治疗师: 哇, 非常棒。

对于莎莉和我而言，这是一个突破点。我在后面很长一段时间里继续见莎莉，这个过程起起伏伏。她最终开始学习弹钢琴，在发现她受伤的手指和手不再允许她拉小提琴后，她发现可以试着练钢琴。这证明这是一个转折点，因为她开始参加钢琴课程，开始更愉快了，而且能多出来走走。事实上，莎莉告诉我，她很小的时候就想学习钢琴，但一直没有时间这样做。

当莎莉认为她来治疗会提醒她曾经的问题时，我停止了会谈。她不想她的生活再和那个问题联系起来。最后一次我们有一个很感人的会谈，她对我表达了感谢，感谢我帮她找回了生活。我告诉她是她找回了自己，并且我很感谢她一直都坚持来，我也从她身上学到了很多。我学习到我必须和来访者站在一起，并和他们保持同样的步伐。当然我之前知道这个，但是莎莉和我接触过的来访者有一个非常不同的地方。我学习到焦点解决短期疗法不仅仅在几次会谈中可以用，重要的是你要相信这个模式，并且一次次使用焦点解决技术。不要放弃。我学习到，或者说再次学习到：来访者自己有答案。我们要能熟练地问出正确的问题，并且当我们问错了，要足够谦卑地接纳它，而且尝试一个不同的问题。我也学习到，从个人的角度看，把焦点解决短期疗法用在被描述为"无助的"或"不适合的"的案例中（就像一个同事描述莎莉的情况）是可能的。莎莉在我的治疗生涯中给了我很大的信心并且给了我希望，让我更加相信人们的适应性和恢复力。

因此，聚焦来访者的第二次及随后的会谈是很重要的，不管2次还是 20 次。要不断"检查"以确保你们在正确的轨道上工作。不管你们进行多少次会谈,要不断重提来访者在最初见你时的最大期望和目标。并且要温和地询问一系列有帮助的问题,去倾听,突出一些例外和不同,不断证实和核查来到这里对他们有帮助的是什么,这种帮助如何拓展到治疗室以外,这些都是很重要的。最重要的是,要意识到一些会谈可能是最后一次。不要让事情处于"悬而未决"的状态。用结束会谈的方式完成每一次会谈,无论是反馈、协商还是简单总结一下会谈的内容 / 讨论。

当然,在焦点解决短期疗法中结束单次会谈和完成对来访者治疗后结束会谈是不同的。

结束单次会谈

每一次会谈有一个结束,我们都需要来完成,无论人们想不想回来或需不需要回来。我们不能假定他们想再来或者需要再来。我们可以像下面这样问:

◎   "对你来说,再次来这里对你是有帮助的吗?"
◎   "你觉得你需要再次见我吗?"

我们不应该假定来访者需要或者想要再次见到我们。他们可能从一次会谈中得到所有他们想要的,也可能我们一点用也没有。在我们"核查"之前，我们什么都不知道：

◎ "你发现这个会谈对你是有用的吗？如果有用，怎么有用？"
◎ "你觉得你从这次会谈中得到了什么？"
◎ "这个会谈是你所期望的吗？它有一些不同吗？如果有，是
怎样的不同？"

我通常会让来访者从 0（一点用都没有）到 10（非常有用）进行
一个有用程度的"评分"。我问他们，对他们有用的和不那么有用
的是什么。并且问他们如何知道下次会谈(假设有下次)会更有用。

在焦点解决短期疗法中让来访者主导会谈的结束

在焦点解决的工作中，我们从关系建立的早期就开始考虑结束。
让来访者再回来不是我们的职责，这取决于我们对他们问题解决
的作用。事实上，恰恰相反。作为一名焦点解决从业者，我被需
要得越少，来访者自己做得就会越多。

这是所有焦点解决短期治疗师都有的信念：我们做得越少，我们
完成得越快，来访者做得就会越多。对于那些习惯采用聚焦问题
模式的治疗师而言，这可能是很有挑战性的，在他们那儿，人们
为了"弄清"当初造成他们问题的事情可能会连续几个月甚至几
年都来治疗室。我曾听到其他的治疗师这样说"我们正接近问题

的根源"，或者说"直到他们敢于面对他们的过去，他们才不用来"。焦点解决短期治疗师不会这样想。肯定的一点是，人们来到我们这儿是因为他们想有一些改善，而不是一直被痛苦困扰，处于混乱状态。我并不是说这对于一些人是没用的，只是说，在焦点解决短期治疗中，这不是我们所要做的。我们所要做的是寻找结束会谈的理由，而不是找到让来访者再来的依据。

我们需要非常早就建立关系，知道来访者来见我们希望实现的是什么，他们怎样就会知道什么时候不用再来了。对我而言，和来访者"在一起"是非常重要的，不要告诉他们必须要做什么，什么时候来，什么时候不再来。自我决定和来访者导向的治疗是关键，没有"是什么""什么时候"以及"如何"这些词语的话，是不可能实现的。我们可以这样问：

"所以，告诉我，你如何知道什么时候不用再来这里了？"

"发生了什么以至于你就不需要再来这里了？"

"所以当你做到3个月不再接触毒品的时候，就是你认为不用再来的时候吗？"

"你提到假如你能够坐下来并且和你的妻子讨论你的问题的时候，你认为就不需要再来见我了。我能核实一下，假如你确实开始坐下来并且和你的妻子讨论事情，你就会认为是时候不用再来了，是这样吗？"

为结束形成清晰的"视图"有两个理由。首先，我们在脑海里要有一个清晰的结尾，当我们接近这个结尾，当事人要意识到快要结束了，他们来这里看治疗师的目标或者目的也快结束了。第二点，我们想要来访者尽快自主或者独立，不再"需要"我们。假如我们在何时结束会谈上不能达成一致，就会让来访者感到有被抛弃的风险或者会呈现出其他的问题，因为他们感觉到只有治疗才有帮助。

我们习惯在我们生活中的其他方面得到我们需要的，那么为什么治疗就不一样呢？当我们去银行取钱时，我们取到了钱就会离开。当我们感冒了需要喝润喉止咳糖浆治疗喉咙疼，当喉咙变好时就不会再服用。当我们的车子进了车场进行排气管维修，我们不会只是因为万一其他地方也会出毛病，就把它一直放在那里。

确定不再来的目标和时间，对来访者而言是很有力量的事情。我曾见过一位来访者，自从他12岁起就一直在"进行治疗"（他来看我时是34岁）。他有多重人格（超过20种），用于应付不同的情况："戴维"擅长他的工作，"佩德罗"在公共场合善于交际。每种人格有不同的特点，能帮助我的来访者应对不同的场合。当问到在治疗中他希望实现的是什么，他说他已经看过好几十个治疗师，但都没能帮他摆脱这些多重人格。我问他，"摆脱"人格是否是他想要的。他回答他认为拥有所有的这些人格是不正确的，并且询问我的想法。我对此的回答是不知道。我所知道的就是我想要他花在这里的时间是有用的。他回复说治疗从未达到有用的那一个点。

治疗师：好的，斯蒂芬（Stephen），我可以称呼你斯蒂芬吗？［他点了点头］假设我是你看的最后一位治疗师，并且你通过某种方式得到了你来这里所想要得到的，你做了个决定：不再到这里来了，你想过你怎么就能知道什么时候就可以不来了吗？

来访者：不，不，不会是真的。你的意思是什么？多重人格不见了？

治疗师：我不知道。当你的多重人格不见了，就是你觉得不再需要见治疗师的时候了？假如真的是这样，那时的你会有什么不同？

来访者：我不知道，我真的不知道。它们一直都在。我可能会想念它们。［笑了］

事实上，我们明确了对斯蒂芬而言，有多重人格实际上并不是问题，他已经运用这个来应对不同的场合。这些都不是有敌意的人格，它们不会给他自己或是其他人带来危险。实际上斯蒂芬在做的是用不同的方式"命名"他不同的应对方式。主要的问题是他在不断尝试让他自己摆脱这些人格，好像每个人（专业的或是个人的）似乎都在告诉他这是他需要去做的。

在5次会谈后，他不再来这里了。我们对他不再来的时间达成协议，由他自己决定是否在摆脱这个人格后就可以不用来了。他意识到这是他自己的决定。事实上，他的决定是不想摆脱他的人格，因为它们能很好地帮助他。他生命中第一次意识到他的多重人格是他自身的一部分，唯一的"问题"是其他人把这当作问题。他自己将不再这样认为。对此补充一下，心理领域的一些人会认为"他还会回来的"。我想说的是，我在这个地方工作了3年，都没见斯蒂芬再回来。

当我在培训课程的结束部分进行讨论时，我被问到我是如何知道对于一个来访者而言，什么时候该结束访谈了。我的回答是这样的：

假如一个来访者不想再来，就该结束了

假如一些人因为一些原因，不想再来，就可以结束了。有一个例外就是被强迫来的来访者。有一些人是不管他们想不想来，都"必须"来。在这种案例中我们的任务就是承认这个会谈的本质是强迫性的，同时让被强迫来的个案花在这里的时间尽可能有用。

假如一位来访者想要结束会谈的原因是你没有提供好的服务，只有他们告诉你，你才会知道，并且只有你问，他们才有可能告诉你。我们最先的回应应该是尝试让我们提供的服务更加有用，更加关注来访者。然而，我们需要时间来接受一些来访者将不会再来见我们。

一名来访者不想再来的原因有很多，并且来访者对此都是有根据的。他们可能觉得目前他们得到的已经足够了，可能他们想中断来做一些反思，也可能有时是因为比起到这儿来见你，他们有更

好的事情要做。

我不赞成一些人认为没有做好治疗的"准备"这一理论。我更愿意认为在那个时间点上来访者不能再从你这里得到他们想要的，或者是他们从你这里得到了所有他想要的，至于来或者不来，取决于他们的决定。再次，我们需要不断和来访者核查什么是有帮助的，什么是没有帮助的。

当他们的需要能在其他地方得到更好的满足，就该停止会谈了

所以如果一些人来找你，告诉你他们最希望的就是和你花两年的时间回顾一下童年的经历，那作为焦点解决从业者，你就不是合适的人选。但不要就这么轻易让你的来访者走掉。如果可能的话，在确认他们需要一个更适合的服务之前，和他们一起找到"可能"会帮助到他们的事情。假如他们需要的是现实的住房需求，你不是对的人选。假如他们告诉你，他们需要药物治疗，你也不是对的人选。有许多理由说明你不是他们要找的那个正确的人选。我的回应是帮助他们找到他们在哪儿能得到适合的帮助。如果可能的话采用。

但是，许多情况下，当人们最初所讲的"最大希望"似乎不在焦点解决取向的职责范围内时，有时我们不得不进一步探索：

治疗师：所以，告诉我你来这里希望实现的是什么？我

怎样做才能对你有帮助?

来访者:6个月前,我尝试自杀,而且反复做过。我需要找到我为什么会这样做,我怎样才能不再这样做。

治疗师:所以在过去的6个月当中,你还没有找到答案?

来访者:不,我只是一直在想为什么,为什么我会这样做?

治疗师:你认为你知道你这样做的理由可能会有什么帮助?

来访者:我就不会再尝试自杀。我的意思是,假如我知道了原因,就会不再那么做。你知道,我又这样做过。

治疗师:我很好奇。即使你没找到答案,你还没弄明白原因,自从那之后,你还没有再做过吧?

来访者:不,我需要知道原因。我需要一些答案。

治疗师:我很想知道即使你没找到原因,这6个月来,自从你尝试过后,是什么让你不再自杀?

来访者:[中断]不,我想我已经意识到事情没那么坏。

从一开始,我一直在找什么对来访者是有效的,即使来访者最初表达的目标不是这样。的确,在来治疗前,他从未想过这6个月来他没再伤害自己,因为他一直太过于热衷于想他的问题是什么,所以一开始无法看到其他的。

同样,我经常听到使用毒品或烟草的来访者表达他们最初的目标是要找出让他们一直使用的原因或者他们最初使用的原因。关于这一点我想说的是尽管很多人最初表达的希望和目标听起来好像不适合焦点解决的方法，但进一步探究也没有伤害。毕竟，他们在这儿，你就要利用好这段时间，即使你不能满足他们的需要，你和他们都不会失去什么，而且你仍然能给他们一定的参考。这一点很重要。我们不应该假定我们肯定帮不上忙，因为来访者不会"符合"我们如何做对于来访者才是有帮助的假设。

我曾听过不同取向的治疗师这样说"他真的不适合×××治疗"或者"她有阻抗"，如果训练就是用这种方式来看待来访者和来访者的问题，那这完全能被那些治疗师接受。但是，作为一名焦点解决信念的治疗师将不会以这种方式看待事情。他们将尝试着让治疗"适合"来访者，而不是来访者适合治疗。

当目标已经实现了，是时候结束会谈了

我已经暗示了，来访者依赖焦点解决短期疗法从业者的可能性会较小，尤其是那些酒精或毒品依赖者，或其他东西依赖者。我们试图使人们自己适应他们的生活，不用一直来见治疗师就能正常生活。因此，当一些人已经实现了他们的目标，无论是得到一份工作，还是去上大学或整理花园，这时候就应该向来访者反映他们已经达到了他们的目标，可以结束治疗了。

可能去看治疗师或者实际上去找任何有帮助的专业人士的两个最困难的部分是第一次走出去以及决定何时可以停止。我们需要尊

重这两件事，从一开始就明确当目标达成后就不用来了。假如人们（相当可理解地）绝口不提停止会谈，我们可以做很多事情来帮助他们。

我通常会花一些时间向来访者反映他们已经做得有多么好，并且指出所有那些他们已经达到的（没有靠我）他们想达到的地方。我可能会问他们对继续这样做下去或者变得更好的信心是多少，从 0 ~ 10 分做出一个评分，详细询问他们会"如何"继续，他们会做"什么"来保持那份信心。不论来访者把自己放在量表的哪个位置（除了 10 分），我都会问他们怎么样就会知道分数提高了 1 分，要想实现这个需要满足什么。

当量表上的目标已经实现了，就该停止会谈了

如上，假如在问完一系列精彩的问题之后实现了他们在量表上期待的位置，那么就该停止会谈了。如前所述，重要的是结束的依据是什么，就是我们认识到来访者的目标以及 / 或者在量表上的位置决定了会谈的结束，而不是因为我们认为他们是否已经准备好。我曾听到一个毒品工作者这样说："我知道她说她已经达到了她的目标，但我不确定。所以我邀请她在接下来的几周内再回来看我一次。"在我看来，这不仅是对来访者的不信任，而且这实际上否决了一位来访者的希望。甚至，我觉得是伤害。

假如来访者说他们的目标或刻度值已经实现了，要结束治疗，没

有什么能阻止他们再次求助他们自己，但是在我看来，如果仅仅因为治疗师觉得正确，所以就要让治疗继续下去，大多数情况都是不合理的。当然，也有一些例外，比如当来访者会为他们自身和他人带来（一种估计的）风险时。

当事情"足够好"时，会谈可以结束了

精彩的提问之后，最初的刻度值或最初的"目标"可能还未达到。

这并不意味着只要来访者还未达成这些目标，我们就要将会谈一直进行下去；它们可能永远都不会实现。万一来访者认为的精彩一天是中彩票呢？我们都有梦想的、渴望的、期待的未来。我想要合气道的黑色腰带。我能拿到蓝色也足够好了。我想要托特纳姆热刺今年夺冠，但前三也不错了（上个赛季是第四）。

严肃地讲，当一些人在他们的旅途中找到了路径去变得更好，实现了一些他们要做的事情，有时这就已经够了。作为焦点解决工作者，我们的任务是鼓励来访者继续独立地走下去。足够好就是足够好了。

治疗师：我真的很高兴听到你讲的所有这些事情，你的信心回来了，并且大多数时间里不那么焦虑了。之前你说过你想要去"卖得好"（Meadowhall）（最大的购物中心），那时你就知道你变好了。如果有一个 0 ~ 10 分的

刻度尺，10分代表你一定能做到，那你现在是几分？

来访者：大概5分，但这不重要，因为我能去镇上，并且现在大多数我需要的事情我都能做到。我真的不"需要"去"卖得好"。可能有一天我会去，但即使我不去，现在我仍然能做很多事情。

治疗师：是的，你可以，所以你是否介意我们花一点时间来回顾一下你现在可以做到哪些了，这些是你第一次来见我时做不到的？

当我们回顾了这些事情，来访者感觉从治疗中收获的已经"足够"了，所以很明显这就是达到了"足够好"。

有时足够好这一点不会被确定，直到在治疗中运用某些方式才能确定。往往是直到运用了奇迹/美好提问之后才能确定。在量表上我们有一个某人所处的值（可能很低），一个期待的值，同样也有一个足够好的值。

关于"摇摆的"来访者要谈的一点

有时就像治疗师一样，"摇摆的"来访者是指一些来访者对他们能快速发生改变感到有点吃惊的人。在一些案例中，来访者来治疗根本不是真的期待改变会发生，只是他们的希望而已，所以当事情真的变好时，会让他们有种没准备好的感觉，即使他们对这样的改变很高兴。他们会感到"摇摆的",就是其中的一位来访者(我们最好的老师)告诉我的术语,从那以后我用过好多次这个词。当人们仍然对实现感到摇摆时,可以做几件事来帮助他们。

我会给来访者提供一个定期的约会,比如说 3 个月时间,当时间到了他们清楚知道自己不需要这次约会,只需给我打个电话让我知道,不强迫他们一定参加。或者,我会提供一种"在银行"的约会,在一个固定的时间段里可以用。所以,我可能会说:"在接下来的 3 个月内,如果你需要见我,可以随时联系我。如果你不联系我,我就知道你可以了,我将会把你从服务单里删除掉。"我会记在日记上,有未来约定好的日期,像这样写下:"假如乔(Joe)不联系我,那么就解除服务。"让来访者看到你写下这一点很重要。每当来访者离开治疗室,我都会开玩笑说,假如我不再见到他们该有多好。

最后一个方法似乎能减轻习惯用不同方法和模式不"相信"人们能在短时间里或只进行几次就能变好的治疗师的担忧。当然我并不是说这种方法是为了减轻治疗师的担忧——是为我们所服务的来访者,不是我们自身。只是说对于刚开始用聚焦解决方式工作的人需要学会相信这个模式并且信任在这个模式中的来访者。

要点重述:

焦点解决短

期疗法的后

续会谈和会

谈终止

在第二次和后续会谈期间,聚焦解决理念的治疗师需要去关注来访者最初的目标和最大的希望,以及关注会谈间发生了什么,这些都是很重要的。结束单次会谈和完成治疗是不一样的。需要记住的是结束会谈时应该让来访者在会谈之外有事情要做,并且要以完整会谈的方式结束,而不是让事情一直"悬挂"到下一次会谈。当我们结束治疗或者和来访者解除服务合约时,应该有明确的理由,大多数情况下,由来访者直接提出或决定终止治疗。

个人反思

想一下你的爱好和兴趣,你想要去哪儿。举例来说,假如你喜欢旅游,所有你想去的地方是哪儿?假如你要跑步,你理想状态是跑多远?然后,在想完理想的状态后,考虑一下你的"足够好"。你能去参观让你足够高兴的国家是哪里?你需要跑多远能满意?这些事情接近于理想状态吗?如果是,它们就一定是"够好了"。

试试这个

想一下你见到的所有来访者中,在结束时让你感到"尴尬"的情况。现在,当你看到下一个新的来访者,尤其在第一次会谈中,要建立目标和合约,他们如何知道,而不是你如何知道,对他们而言,什么时候该结束治疗。在他们的记录上写下,当你们确实要结束会谈时,对你而言,作为一个从业者,你感觉到好些没有?

| 本章 | 结束、后续会 | 访者主导。 |
| 关键术语 | 议、足够好、来 |

推荐进一步阅读

许多焦点解决的文章探索了后续会谈，虽然看起来极少有文章留意结束和终结，除了说它们跟最初的目标和最好的期待有关。比尔·奥康奈尔在下面这本书里可能是关注这个话题最多的：

O'Connell，B.（1998）. *Solution-Focused Therapy*. London: Sage.

接下来要
做什么？

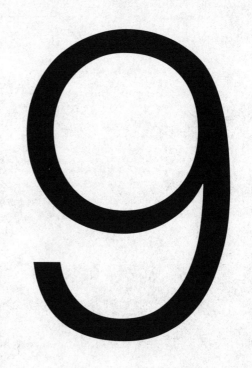

学习	通过这一章的学习，读者将会：
成果	

通过这一章的学习，读者将会：

◎ 意识到本书仅仅只是一个开始，还有更多的东西需要去学习和研究

◎ 了解治疗以外的焦点解决取向的发展过程

◎ 认识焦点解决治疗的实证依据

◎ 认识到一名好的焦点解决短期治疗师所需具备的一些"额外"要素

本章展现给读者的是他们接下来所需要做的事情，用以提升个人的焦点解决技能或者使个人成为更加完美的焦点解决治疗师。然而，你需要记住的最重要的事即是相信你自己，相信这个模式，尤其是相信你的伙伴。

督导

尽管目前有经过认定的焦点解决督导师和焦点解决方面的督导从业者，但笔者写本书的时候，在很多国家还没有正式的焦点解决管理课程和焦点解决认证机制。成为一名治疗师和接受督导以及提供督导这三者是有区别的，尽管它们运用的都是焦点解决的基本原则和基础理论。

接下来要
做什么?

当参加一次督导的时候（作为被督导者），明确你对于此次督导的内容以及对于督导的最高期望是很重要的。你也许会想要举例来描述你和人们做的工作，或者在一些特殊情况中，你可能会受到阻碍并需要一些支持。不论是哪一种情形，你都要保持清醒并充分准备。在来访者会谈中做记录，准确写出它们的另外一个好理由是：进行督导时，你有具体的事例。

本质上，你希望能尽可能对来访者是有帮助、有用的，你的督导应该通过找到有用的事情，你已经做得很好的部分以及当事情进展得不那么顺利时，你期待什么来帮助你。去陈述并准备接受进展得好的部分是有益的。通常，治疗师只会带着"问题"进行督导。在一次焦点解决督导会谈中这样做，是与这个模式不符的。

根据做过的督导，我通常会以这样的问题开场（除非被要求不要这样）："自从上次见面以来，你做得好的部分是什么？"我也喜欢短期疗法问题（或者不同版本）："自从上次见面以来，工作中你很高兴注意到的是什么？"当然，前提是我的工作对象是有能力胜任的，应该去鼓励这方面的能力。有趣的是，约翰·惠勒（2010）基于他之前的实践，创造了有关能力的自我认证，这令人耳目一新。我将推荐它。我会继续用其他问题跟进，例如"你的来访者怎么会知道你的工作做得很好？"然后我可能会问被督导者对此次会谈的最大期待，他们想怎么样度过这段时间，以及如果会谈是有用的，他们怎么会知道。就像与来访者的会谈一样。

焦点解决督导师需要做两件重要的事情。第一件，他们需要鼓励被督导者找到他们做得好的地方，并且多做一些，而不是反复关注做得不好的地方（好的方面做得越多，不好的自然做得越少）。第二件，督导师需要像来访者会谈的"代理人"一样进行会谈，来问一些事情，例如："你怎么知道这是有帮助的？"或者："你问了什么/将问什么会是更有帮助的？"焦点解决短期治疗师所需要的"倾听"技术可以通过突出这些问题来得到进一步发展。"你如何看待来访者走出会谈？""他们告诉你什么，会让你知道你对他们是有帮助的？"我也可能会让被督导者考虑让来访者对会谈带给他们的有用度进行评分。

让来访者考虑别人如何看待他的实践工作也是特别有用的。基杰·伯恩斯（Kidge Burns，2005）这样问道："当你的工作做得特别好时，你自己和你的同事怎么会知道？那是怎么发生的？"我很喜欢"特别"这个词；它有点类似于来访者工作中的"以某种方式"——描述性的、温和的、充满鼓励的。当然在督导工作中，在适当的时机建议进一步研读对帮助受督导者遵循焦点解决模式是很有帮助的。在督导会谈的结尾，我会问会谈是否有用，如果有用，有用的是什么。

焦点解决短期治疗师的督导应该总是将来访者的安全和健康放在首位。和任何其他的治疗模式一样，焦点解决临床督导师和被督导者应该建立明确的尊重角色，对工作充满责任。

督导的目的是鼓励更好的实践，对目前的实践提供反馈，同时为来访者正在进行的工作提供支持。作为一名焦点解决督导师，或者是督导一些焦点解决实践的督导师，需要熟悉并适应治疗中由来访者驱动并与来访者合作的概念。这不是一个自上而下，理论导向的治疗，督导也不应该是。有某种模式的误解是很令人沮丧的，更糟糕的是解除督导关系。

督导师必须要保持开放的心态向被督导者的实践学习，就像治疗师要向来访者学习一样。焦点解决短期治疗师和体验焦点解决的从业者的视野通常能给我们带来惊喜。

最后一点是我在本章开始处提到的缺乏正规的焦点解决督导培训和认证，特别令人酸楚。焦点解决短期治疗师可能会发现他们的督导师对焦点解决短期疗法的了解比他们还少。此刻治疗师的角色是合理利用督导过程，鼓励督导师采用焦点解决的方式进行督导。记住，只是因为他们对焦点解决短期疗法没有彻底的了解，并不意味着他们对通用的治疗用语不熟或者他们不能为我们提供什么。11 年来，我一直与同一个督导师共事，尽管他是认知行为治疗和精神动力派别的。这么多年来，我们都对焦点解决短期疗法有了更多的了解，她这样的提问对我很有帮助："所以，现在把这个问题放到焦点解决的框架里，下一步你打算做什么？"即使在焦点解决短期疗法领域是新手，这个问题也能确保他们以焦点解决的方式进行督导，所以建议进行进一步研读和讨论。

最后，治疗师一定要确保对他们的实践进行足够的督导，这需要通过专业协会进行。各个国家之间存在很大的差异。例如，英国的心理咨询和治疗协会要求每个月至少有 1.5 小时的督导（在我写作时的要求，2010 年 10 月）。

培训

焦点解决短期治疗／取向培训的提供者有很多——我是其中的一员。同样，有许多人自称是焦点解决训练的提供者，实际上并不是。无论你在世界的哪个地方，这都会发生。全世界有确定的学术课程，是专门为焦点解决短期疗法的初学者而设，他们会在一到两天的时间里"体会"这门课程。这是好的，我鼓励这样做。只是需要清楚你正在支付的，或者你的员工正在支付的课程是适当的。任何培训开始之前问一下你自己，你想从课程中得到什么：一个介绍，一份佣金，一个认证，或是继续职业发展（CPD）？

前一段时间，英国焦点解决实践协会（UKASP）决定，尽管他们不能"规范"培训，但他们能为那些人在买进此类培训前要问些什么提供很好的建议。考虑到这一点，英国焦点解决实践协会邀请我对该讨论提出意见。那么，在培训前，很值得咨询他们的网站，看看他们提出的意见。下面我概述了他们的指导意见。

接下来要
做什么？

参加培训需要问的问题

给培训者

1. 培训者确保能完成培训吗？

2. 你可以在培训预定前得到书面报价吗？

3. 什么是培训者的认证或体验？

4. 你能得到之前开展培训的细节吗？

5. 训练者属于一些职业流派吗？

6. 在开展前你能看到课程安排吗？

7. 会开展培训评价吗？

给你自己

1. 你清楚知道自己要的结果是什么吗？

2. 你知道培训者需要的材料／资源是什么吗，例如幻灯片、IT 支持、房间大小等？

3. 所有预期的参与者都知道安排和培训的结果吗？

4. 预期的参与者是自愿来的还是强制出席的？

5. 这个课程／培训是独立的还是有计划实现而且有跟进的？

6. 你告知那些对课程有特殊需要的培训者了吗？

7. 假如临时要取消课程，你会怎么办？例如，费用的问题该如何处理？

8. 你清楚地知道费用和支付方式（包括差旅和其他费用）吗？

9. 在继续职业发展培训中，学员会得到一个培训的正规认可（例如认证）吗？

在英国，对于任何焦点解决领域的初学者和本书的读者，我总建议人们参加课程或参加短期疗法。短期治疗中心的总部设在伦敦，尽管它在英国的其他地方也运营培训课程。在英国，该中心是从焦点解决"开始的"，毋庸置疑，它是欧洲焦点解决培训最大的供应商。

短期疗法有他们自己独特的焦点解决观点，他们信奉极简主义的方式，而且花了很多时间"修饰"焦点解决短期疗法。我和短期疗法做了我的第一次焦点解决培训，尽管后来以"短期治疗实践"而被熟知（他们甚至"修饰"他们的名字）。我非常感谢他们，因为他们让我走上了自己的焦点解决道路，这不是那么极简主义的。

高阶的实践

在欧洲、加拿大和美国也有焦点解决短期疗法的学术课程，有许多课程包含焦点解决模块，例如临床心理学。

假如本文的读者是在英国，获取焦点解决信息的第一个地方可能是英国焦点解决实践协会（UKASFP）。欧洲的其他地方，可以联系欧洲短期治疗协会（EBTA），在澳大利亚，悉尼短期治疗机构，在亚洲，焦点解决培训研究院。以上列出的机构中没有一个成立了认证体制；只是说明了该模式的分布广度（地理上的）。

反思练习

所有的治疗师应该反思他们的实践，焦点解决理念的治疗师也一样。
做这个的主要方式是通过临床督导。其他的方式之一，也是我非常
推荐的，是通过一些非常好的网络小组讨论。在哈里·科尔曼的国
际焦点解决治疗师名单里出了很多人才，使我进一步思考和反思我
做什么以及怎么做。我在网上"看到"来自世界各地的焦点解决从
业者和治疗师，他们带来了很棒的问题，很好的实践案例，主题都
不一样，比如焦点解决中的幽默以及焦点解决中的社会建构。网站：
SFT-L@LISTSERV. ICORS. ORG 很值得我们注册。

根据反思的实践，作为焦点解决短期治疗师，我们应该坚持我们
所做的对来访者是有帮助的原则。这是我们最关心的。在这个框
架下，我们应该问自己，我们如何能做到更加有帮助，以及怎样
能不断改善我们的实践。

当然，阅读是另外一种反思我们实践的方式——不仅是读学术书籍，
也包括网站和杂志文章。研讨会和研讨班对反思实践也是有用的。
有这么多的选择，我们的选择是：我认为哪种方式是对来访者最有
益的，或者换句话说，我能从中学到和反思到的是什么？

资格认定

不同的国家对治疗师的资格认定是不一样的，对此的阐述就能占用一本书。根据需要和法律，它也一直在改变，所以我在此不会作太深入的探究。

阿尔斯戴尔·麦克唐纳（Alasdair Macdonald）的《焦点解决治疗》（2007）简要介绍了焦点解决短期疗法正式认证的地点和方式,（在那时）是世界公认的，重要的是，考虑了一些和焦点解决短期疗法相关的伦理问题（通常在认证中受限）。因此，我不会在此列出很长的认证机构名单——尤其是因为我即使列出这个名单，它们也很快就会被淘汰。

我想要说的是，许多机构对理论和治疗师的认证似乎是关注流程和假设，这有时会令焦点解决治疗师很难满足条件或遵循要求。BACP 在英国是一家顶级的认证组织，我被认证的经验是它大多部分还是正向的，尽管我发现自己有些削足适履，为了适合他们的要求，我需要定制申请并为协会提供能力"证据"，而不是他们接纳焦点解决短期疗法是不同的，甚至是一种从确立的、聚焦问题模式主导的治疗领域的转变。这并不是说所有的认证机构（包括 BACP）都不认为这个模式是有效的；否则，我本人和其他的伙伴都不会得到认证。但这里存在的问题是，从学术层面来看，焦点解决短期疗法中的高级训练，毫无疑问是不能像其他模式一样被广泛使用的。我最大的希望是全世界的大学教育开设更多的课程，帮助界定一位焦点解决理念的治疗师需要什么，而且这些定义被全球的认证机构采纳。

焦点解决工具

所有的治疗师都会使用这种或那种工具：评估工具、功能（失能）工具、结果测量，等等。有一些重要的焦点解决工具可以被利用。

职业功能焦点解决量表

这是一个非常棒的工具，可以免费从《创造积极的未来》（Duncan, Ghul & Mousely, 2007）中复印来用。设计这个工具的职业治疗师很清楚地解释了它的使用方法，而且它可以与书中的工作表和其他工具结合起来用，能部分或整个对治疗对话有帮助。在一些场合我已经使用了一部分工具，发现它们真的很有帮助。

结果评估表

这是一个非常容易使用的效果测量工具。可以在这个网址 http://heartandsoulofchange.com/measures/ 免费（有条件）获得。

富有创造性

关于焦点解决短期治疗的最令人兴奋的事情之一就是它的从业者

非常富有创造性，并且他们也将一些实践变得非常有创造性，给出几个例子：

伊冯·多兰的"来自未来的信"（2000）可能是我的焦点解决创造性工具盒里最有用的工具之一。我自己不是很有创造性，但我很乐意使用创造性的练习。在这里我不会详细描述这个工具的细节，但是我会推荐你们去读多兰的这本很棒的书。我已经采纳了这个工具，以便我能这样问人们一些问题："假如我（或其他人）在5年后碰见你，你能告诉我对你来说事情是怎样进行得很好的，你想要对我说些什么？"

下面是一段对话的例子，来访者一直担心人们"评价"她，担心每个人都认为她是没有用的，没有价值的。

治疗师：所以，我们说你努力试着处理你的这些感受，想象在4年后，或5年后，在你完成治疗很久以后，一天我在镇上碰到了你，关于你的生活，你想对我说点什么？

来访者：我更好了。

治疗师：更好？怎么样更好？会有什么不同？

来访者：很多事情。

治疗师：所以几年过去了。想象这些年已经过去了。许多事情变得更好，并且你在生活中的一些地方做着一些不一样的事情。你想要说些什么……可能不是对我说，可能是你很久没见到的一个朋友。

来访者：我会告诉他们我已经回到了大学，并且我完成了普通中等教育证书考试高级水平课程（Alevels），并且都通过了。

治疗师：都是什么课程？

来访者：艺术、英语，也可能是心理学，但这是我以前没学过的。

治疗师：好的，艺术、英语和心理学高级水平课程，这非常棒。还有其他你想要告诉我们的吗？

来访者：我不会注意我的大脑告诉我说我做得不好，因为我知道我做得不错。反正他们见到我了，就会知道。

治疗师：真的吗？你已经让我产生了兴趣。他们怎么会知道？

来访者：嗯，因为我会和他们讲好事情，因为我很健谈，我只是，你知道，变得更好了，成为更真实的我。

这位特别的来访者离开时告诉我她想成为会谈中她告诉我的那样的人，并且她会去告诉一个朋友。这很好。

优势卡片

市场上有几种类型的"优势卡片"。我发现它们用到家庭和年轻人身上非常有用。这非常有利于那些很难从自己身上找到优点的人。甚至当人们不能使用卡片找到他们自身的优势时，使用它询问来访者别人会看到他们身上有哪些优势，也会有帮助，或者甚至是一些他们"想要"努力或"想要"有的优势。

烫手山芋

我曾说过我不是很具有创造性，但我将给出一个我用焦点解决的方式，跟随来访者引导的有创造性的案例。玛丽告诉我，她照顾瘫痪的丈夫很疲倦并消耗时间，她很渴望得到休息，哪怕只有一个小时，走出去爬爬山。我建议她会谈间任务这样去做。她回答说她不能，即使她的丈夫一直鼓励她多花些时间出去。但她害怕如果她出去而把丈夫留在家里，她会充满负罪感，不能好好享受时光。

> 治疗师：所以说，即使比尔（Bill）告诉你多出去走走，并且你知道这是你要的——出去散步爬山——但负罪感不允许你这样做。听起来有些困难，有点进退两难。
>
> 来访者：负罪感是个烫手山芋，我不想有。
>
> 治疗师：我有个主意。我的思维很活跃，这个主意可能有点奇怪。
>
> 来访者：继续说，我能处理一些奇怪事。
>
> 治疗师：我想要你去散步，比尔想要你去散步，而且这是你想要的。这样看来，无论如何负罪感都会伴随着

215

你，为什么不热一个山芋，把它放到锡箔纸里，随身带着。当负罪感变得太多时就扔掉山芋。只是一个主意，你觉得呢？

来访者：我会试一试。我一定疯了，或者你疯了。

治疗师：可能——就是我疯了。

玛丽的确带着山芋，她确实扔掉了它。而且她告诉我，当她这样做时，她大声笑了。她意识到她不必有负罪感，而且这不是她最后一次散步。

向其他人解释焦点解决短期治疗

首先，我想说，基本不需要去证明，该治疗模式已经变得可接受并且有很好的证据，虽然有时在一些地方可能你仍要去"解释"这是一种相对新的"治疗"，通常只作为干预、模式或治疗领域以外的技术被实践。我的经验是，无论什么时候，人们都会受到新东西的刺激，无论是一种新的治疗方法还是一个新的度假胜地，他们会大喊大叫地接受它。尝试着坚持住，尤其是在面对怀疑者时。

作为一名焦点解决短期治疗师，你可能会向质疑者讲清楚——以消除他们的怀疑。这是好的。但我的第一条建议是：不要试图让人们信服你——他们会恨它，当他们持有自己的模式时，通常会觉得你很恼人。不要忘了，其他模式也有有用的技术和干预。

我的第二个建议是：坚持做好你的实践工作，让人们很快能看到，不管他们用的是哪种模式，至少你和他们有同样的结果（假如不能比他们更好或更快）。假如被其他人问到，就随意和他们解释和讨论，但要客观和真实，而不要像一位福音传道者。

研究

此书并没有详细列出焦点解决短期疗法的实证研究；只是巧妙地贯穿在其他内容中（例如，Macdonald，2007）或者在 EBTA 网站上。实际上，实证研究一直在增长，当这本书出版时，其中列举的研究也都过时了。在写这本书时（2010 年 10 月）麦克唐纳在他的网站上列出了以下研究：

80 个相关的研究：2 个元分析和 9 个随机控制实验显示焦点解决短期治疗是有益的，6 个显示其效果超过目前的方法。此外还有27 个对照研究，21 个支持了 SFT。有效数据来自 2 900 多个案例，成功率超过 60%。

这些令人印象深刻的实证研究并不包含也有详细介绍的 40 例自然研究。

接下来要
做什么?

最后……

对大多数人而言，焦点解决之旅不可能是从这本书开始的，当然也不会在读完这本书之后就结束了。我知道我的焦点解决之旅已经走了长达 16 年，我也知道所有我读过的书、写的文章，以及所有我参加的督导，无外乎都包含两件事：很好地聆听来访者告诉我们的以及教给我们的东西，并且清楚地知道我不是什么都懂，我将继续学习，方法一直在发展。

在我工作过的心理系，我曾被要求呈现一个案例给团队学习，要展示"案例流程"和构想。我恐慌了一会儿，觉得大家会认为我是一个江湖医生，而不是真正的治疗师，因为我真的没有"做"那些事情。我有点被难住了，因为我相信每一个案例都是不同的，每一个"流程"都是不同的，焦点解决短期疗法并不信奉一种理论，我不能"展示"这个案例流程和构想。

我必须要在这个想法与尊重我同事作出平衡，同时还要把我正在做的东西展示出来。所以后来我去问一些焦点解决从业者们怎么做。拉伊耶·古尔，一位焦点解决职业治疗师，给我提供了非常好的案例流程图的例子（对此，我很感激）。我做了一点修改，结果见图 9.1 和图 9.2。

要点重述：
接下来
做什么？

本章我们考虑了督导、研究、认证和个人的反思。必须承认还有很多其他话题没有覆盖到，而这本书可能对许多人而言，是一个开始，而对一些人而

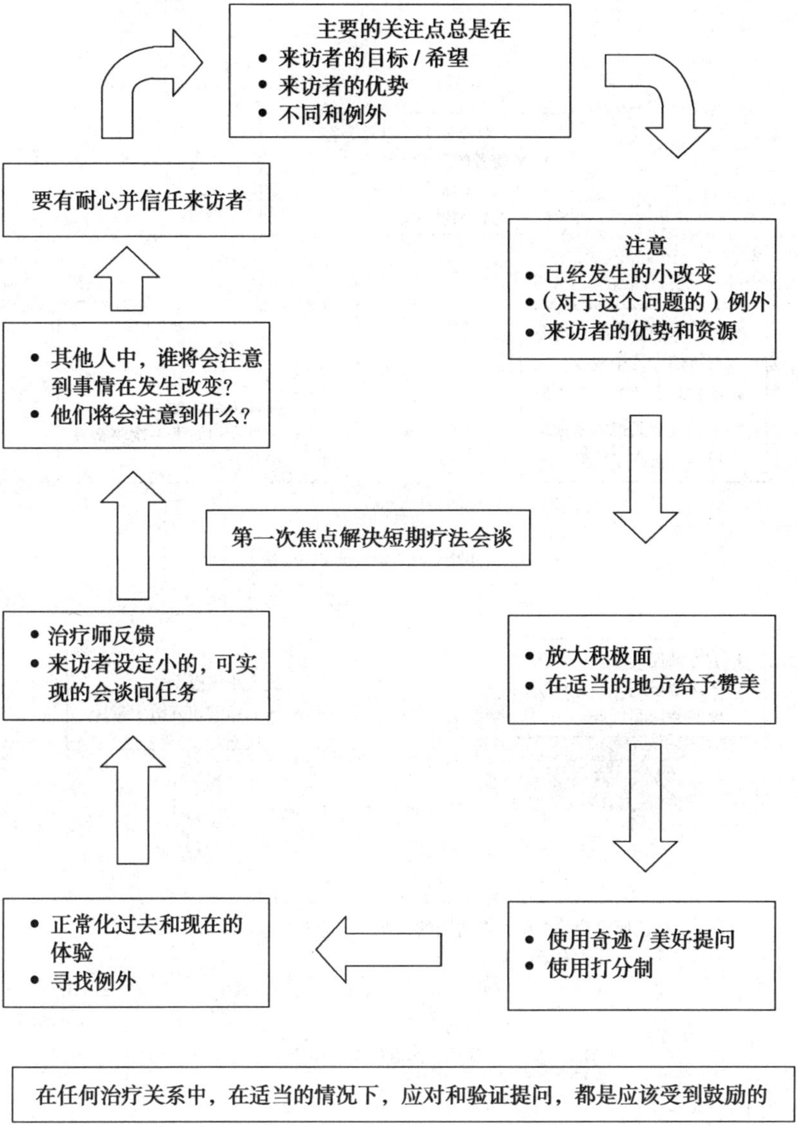

主要的关注点总是在
- 来访者的目标 / 希望
- 来访者的优势
- 不同和例外

 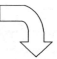

要有耐心并信任来访者

注意
- 已经发生的小改变
- （对于这个问题的）例外
- 来访者的优势和资源

 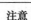

- 其他人中，谁将会注意到事情在发生改变？
- 他们将会注意到什么？

第一次焦点解决短期疗法会谈

- 治疗师反馈
- 来访者设定小的，可实现的会谈间任务

- 放大积极面
- 在适当的地方给予赞美

 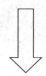

- 正常化过去和现在的体验
- 寻找例外

- 使用奇迹 / 美好提问
- 使用打分制

在任何治疗关系中，在适当的情况下，应对和验证提问，都是应该受到鼓励的

图9.1　第一次焦点解决短期疗法会谈案例流程

接下来要
做什么？

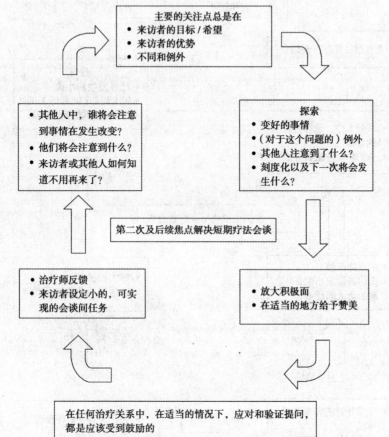

主要的关注点总是在
- 来访者的目标 / 希望
- 来访者的优势
- 不同和例外

其他人中，谁将会注意到事情在发生改变？
- 他们将会注意到什么？
- 来访者或其他人如何知道不用再来了？

探索
- 变好的事情
- （对于这个问题的）例外
- 其他人注意到了什么？
- 刻度化以及下一次将会发生什么？

第二次及后续焦点解决短期疗法会谈

- 治疗师反馈
- 来访者设定小的，可实现的会谈间任务

- 放大积极面
- 在适当的地方给予赞美

在任何治疗关系中，在适当的情况下，应对和验证提问，都是应该受到鼓励的

图 9.2　第二次及后续焦点解决短期疗法会谈案例流程

言，是一次巩固。对目前的培训也作了简短的探索，一些工具也可以被使用。

个人反思　　问一下自己，本书帮助你解决了什么问题。这些问题从书中哪里能找到答案？谁能帮助你？本书中其他焦点解决理念治疗师说了什么？它是不一样的吗？你会什么时间以及如何使用本书中讨论的一些干预方法和技术？你已经使用的焦点解决技术是什么？

试试这个　　在网上至少注册一个焦点解决短期疗法信息。呈现一个你正在处理的个案，匿名，并寻求焦点解决对此个案的回应。看看你得到什么支持——你会得到很多支持，这对焦点解决短期疗法者是最有帮助的。然后在下一次见到来访者的会谈中尝试对这个个案做些不一样的。这就是焦点解决的实践。

本章
关键术语　　督导、认证、研究、创造力、工具、依据、反思。

推荐进一步阅读

Nelson，T. S.（Ed.）（2010）. *Doing Something Different: Solution Focusedbrief Therapy Practice*. New York: Routledge.

接下来要做什么？

刚读完这本书并且看到很多知名作者和经典焦点解决短期疗法文献的参考资料，尝试阅读这本轻松但非常有价值的书。我推荐读整本书，但我特别要推荐这几章：第 12 章：伊凡·乔治（Evan George）；第 22 章：杰·特伦海利（Jay Trenhaile）；第 25 章：维基·布利斯（Vicky Bliss）；第 48 章：布鲁斯·戈登（Bruce Gorden）；第 66 章：弗兰克·托马斯（Frank Thomas）；第 73 章：克里斯·艾弗森。

可以复印
的资源

这些资源可以从 www.sagepub.co.uk/Hanton 上面下载到。

这第一个资源是我设计并修正的，作为一个对新接触焦点解决短期疗法方法的指引和促进。

电脑资源 1：第一次焦点解决短期疗法会谈

焦点解决短期疗法
第一次会谈

来访者姓名：

日期：

目前问题：

来这里的最大期待？

优势、技能、兴趣（非问题式谈话）：

支持、家庭、朋友等：

如果治疗工作成功了，你和来访者如何知道？

问题的例外：

什么会使这些例外更可能发生？

奇迹问题：

在奇迹发生之后的分值：

今天的分值：怎么来的？什么使你达到这个分数？

你通过什么知道，你已经提高到那个分数了？

别人会如何知道？

会谈间任务：

应对问题：

其他注解：

会谈的有用之处：

什么可以使下次会谈更加有用？

电脑资源 2：当前 / 未来

我在很多年前第一次想到这个东西，那时候我在与毒品和药物滥用的年轻人工作。有个叫杰米·萨特思韦特（Jamie Satterthwaite）的家伙给我介绍了关于这个的基本概念，然后就被我采用了。

用这个东西来干预，给了人们关于未来的一种可视化方法。人们往往在尝试从"问题"中"逃离"，而没有过多思考未来的路是怎么样的。

那么，请看下面的图，在一张白纸板上，来访者用能描述他们目前生活的重要关键词，把它们填写在现在小岛（current island）上，比如酗酒、愤怒、家庭麻烦、没钱等。来访者也要把一些当前还不错的东西写上去。此时未来小岛（future island）上还没有任何内容。

治疗师会说在现在小岛和未来小岛之间有很多水，并询问来访者，

可以复印
的资源

未来的岛上可能会有什么，能够激励他们前往／游到那里，他们可能会从现在的小岛上带上什么和丢下什么。治疗师和来访者都应该知道，虽然现在小岛上存在"问题"，同样，如果我们不知道彼岸有什么可以满足我们，那么想要游过去也是有困难的。这个"引诱物"是要鼓励"停留"在现在小岛上的人们，带着他们所拥有的东西勇敢前进。我们可以让他们对现在小岛与未来小岛进行刻度化。

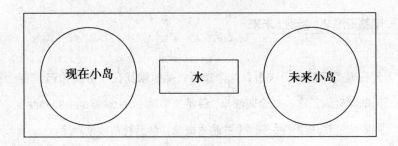

电脑资源 3："谁"以及"如何"？

这个小练习是给那些尝试找到解决方案而又发现似乎很难独立完成的人们使用的。要求来访者填写下面的工作表，然后利用这张表进一步探索。

请回答下面的问题。然后治疗师／工作者会和你一起讨论。

问题 1：在我生命里谁是重要的人？

问题 2：如果我去问上述那些人中的任何一位，让他帮助我带着
当前问题去我想去的地方，我会去问谁？

问题 3：他们会如何帮助我（仅仅在那里，用特别的任务帮助我，
注意到我的进步，等等）？

问题 4：我第一个会去请求帮助的人是谁？我会去让他们帮助做
什么有用的事？

书单、
网站

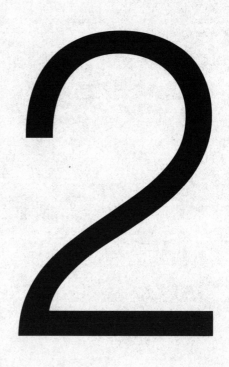

书单

现在关于焦点解决疗法 / 取向的文章和书籍数不胜数，我不会建议大家每本都读。有些书已经在之前的章节中推荐过了。有些有比较浓的学术味道，也有一些像本书一样，具体介绍了某个感兴趣的领域。最好作出明智的选择，否则你会一直在看所有的内容，头都抬不起来了。我的个人喜好如下：

Berg, I. K., & Miller, S. D.（1992）. *Working with the Problem Drinker : A Solution Focused Approach.* New York: W. W. Norton.

在我工作上处理毒品与酒精滥用者问题的时候，这本书提供了非常宝贵的内容，在焦点解决短期疗法创立还不到 10 年的时候，其中论述了伯格和她同事当时产生的想法，对我来说很有影响。

George, E., Iveson, C., & Ratner, H.（1999）. *Problem to Solution*（2nd Edn.）. London: BT Press.

短期疗法真的给焦点解决工作方式在英国的发展提供了很多帮助，

这本书是对焦点解决治疗的一个很好的介绍，每当我需要"补充营养"的时候就会读它。

Lipchik, E.（2002）. *Beyond Technique in Solution-Focused Therapy*. New York: Guilford Press.

伊夫·利普希科和史蒂夫·德·沙泽尔、因苏·金·伯格等人一起，都是焦点解决短期疗法在密尔沃基的最初创始人。这本书很独特，它不同于极简主义的方法，而着眼于焦点解决中的理论和情绪。虽然我无法认可本书的所有内容，但我很欣赏这种特别的方法和新颖性。

Nelson, T. S.（Ed.）（2010）. *Doing Something Different: Solution-Focused Brief Therapy Practice*. New York: Routledge.

我非常喜欢这本书，有两个理由：第一，它里面五花八门的实践案例都很精彩。第二，它一共有 76 个章节，300 页，所以是一本值得沉浸的书。这里并不是只有学术内容，更多的是充满了奇闻异事，发人深思的时刻以及给了我们一个机会来看看焦点解决短期疗法为何不是照本宣科的。

O'Connell, B.（1998）. *Solution-Focused Therapy*. London: Sage.

比尔·奥康奈尔常常能把复杂的东西简单化地写出来。这本书很值得一读，里面包含了很多个领域。

O'Connell, B. & Palmer, S.（Eds.）（2003）. *Handbook of Solution-Focused Therapy*. London: Sage.

一本英国焦点解决手册，许多章节都是他们各自焦点解决领域的

"导航灯"，涉及小组工作、研究、社会工作，等等。这本书有些简单导读章节，确实很易读。

Zeig, J. K. , & Munion, W. M.（1991）. *Milton H. Erickson*. London : Sage.

虽然不是严格意义上的焦点解决书籍，但它给我们呈现了埃里克森（Erickson）这个人。在我看来，它对焦点解决工作方式的形成以及对史蒂夫·德·沙泽尔都有很大的影响。这是本出色的读物。

网站

绝大多数读这本书的人可能都能上网。关于焦点解决短期疗法的网站和文章也是数不胜数，这里列出一些可能会让你觉得有帮助的内容。列出的很多地址都只是一个起点，可以链接到其他网站。

www.solutionfocused.uk/

我的网站，当然会列出来啦。里面有很多其他焦点解决短期疗法网页的有用链接，我会经常更新网站上的下载内容供大家使用。

www.ukasfp.co.uk/

这个网站是英国焦点解决实践协会（UKASFP）的。不只是治疗，而是反映了英国焦点解决实践者们的全面应用，从社会工作到教学，再到企业教练。

www.solution-news.co.uk/

英国焦点解决实践协会的免费期刊网站。这些期刊对全世界可见，保留了当前和过去的文章。也是一个焦点解决研究综述（SFRR）的入口，一个焦点解决研究同行评审期刊。

www.brief.org.uk/

短期疗法几乎不用介绍了。这是他们的网站。这里会列出各种课程和会议，里面还有大量有用的焦点解决信息和提示。

www.ebta.nu/

欧洲短期治疗协会网站。里面有很多焦点解决短期疗法当前和过去的研究等。

www.sfbta.org/

北美焦点解决短期治疗协会（NASFBTA）网站。如果你在美国或加拿大，并且新接触到焦点解决短期疗法，这里会是一个好的开始。

www.gingerich.net/

金格里奇（Gingerich）教授在他的主页上充分介绍了焦点解决短期疗法研究，他把这些研究都做了归类，有控制较好的、中等的和较弱的研究。他是个非常友善的人，当你联系他的时候，他会很高兴给你提供更多的信息。

www.solutionsdoc.co.uk/

阿尔斯戴尔·麦克唐纳博士是一个焦点解决短期疗法知识的多产者，如果你想知道现在焦点解决的任何研究，找他就对了，用这个网站可以咨询。阿尔斯戴尔在欧洲短期治疗协会和英国焦点解决实践协会刚创立的时候就是里面的成员了。

www.sikt.nu/engindex.html

这个网站是哈里·科尔曼和乔斯林·洛佩斯科曼（Jocelyne Lopez-Korman）的。哈里是国际焦点解决短期疗法消息表（SFBT message list）的创始人。他写过很多有用的文章，还有无数的出版物，其中一些可以在他的网站上得到。

注：本书所有网址作交流、学习用，至 2018 年 4 月 12 日，未发现异常。

书单、
网站

参考文献

Bachelor, A. , & Howarth, A. (1999). The Therapeutic Relationship. In M. A. Hubble, B. L. Duncan, & S. D. Miller (Eds.) , *The Heart and Soul of Change*. Washington, DC: American Psychological Association.

Berg, I. K. , & Miller, S. D. (1992). *Working with the Problem Drinker: A Solution-Focused Approach*. New York: W. W. Norton.

Burns, K. (2005). *Focus on Solutions: A Health Professional's Guide*. London: Whurr.

Corsini, R. J. , Wedding, D. , & Dumont, F. (Eds.) (2008). *Current Psychotherapies* (8th Edn.). Belmont, CA: Brooks-Cole.

De Jong, P. , & Berg, I. K. (1998). *Interviewing for Solutions*. Pacific Grove, CA: Brooks-Cole.

De Jong, P. , & Berg, I. K. (2002). *Interviewing for Solutions* (2nd Edn.). Belmont, CA: Brooks-Cole.

de Shazer, S. (1985). *Keys to Solution in Brief Therapy*. New York: W. W. Norton.

de Shazer, S. (1994). *Words Were Originally Magic*. New York: W. W. Norton.

de Shazer, S. , Berg, I. K. , Lipchik, E. , Nunally, E. , Molnar, A. , Gingerich, W. C. , & Weiner-Davies, M. (1986). Brief Therapy: Focused Solution Development. *Family Process*, 25: 207-21.

de Shazer, S. , Dolan, Y. , with Korman, H. , Trepper, T. , McCollum, E. , & Berg, I. K. (2007). *More Than Miracles: the State of the Art of Solution-Focused Brief Therapy*. London: The Haworth Press. (《超越奇迹:焦点解决短期治疗》, 重庆大学出版社 2015 年 9 月出版)

Dolan, Y. (2000). *Beyond Survival: Living Well Is the Best Revenge*. London: BT Press.

Duncan, L. , Ghul, R. , & Mousely, S. (2007) . *Creating Positive Futures: Solution Focused Recovery from Mental Distress*. London: BT Press.

George, E. , Iveson, C. , & Ratner, H. (1999) . *Problem to Solution* (2nd Edn.) . London: BT Press.

Hanton, P. (2003) . Solution-Focused Therapy and Substance Misuse. In B. O'Connell, & S. Palmer (Eds.) , *Handbook of Solution–Focused Therapy*. London: Sage.

Hayley, J. (1973) . *Uncommon Therapy*. New York: W. W. Norton.

Hubble, M. A. , Duncan, B. L. , & Miller, S. D. (Eds.) (1999) . *The Heart and Soul of Change*. Washington, DC: American Psychological Association.

Koss, M. P. , &Shiang, J. (1994) . Research on Brief Psychotherapy. In A. E. Bergin, & S. L. Garfield (Eds.) , *Handbook of Psychotherapy and Behaviour Change*. New York: Sage.

Lambert, M. J. (1992) . Psychotherapy Outcome Research: Implications for Integrative and Eclectic Therapists. In J. C. Norcross, & M. R. Goldfried (Eds.) , *Handbook of Psychotherapy Integration* (pp. 94-129) . New York: Basic Books.

Lipchik, E. (2002) . *Beyond Technique in Solution–Focused Therapy*. New York: The Guilford Press.

Macdonald, A. (2007) . *Solution–Focused Therapy: Theory, Research and Practice*. London: Sage.

Mair, K. (1992) . The Myth of Therapist Expertise. In W. Dryden, & C. Feltham (Eds.) , *Psychotherapy and Its Discontents*. Buckingham: Open University Press.

McLeod, J. (1998) . *An Introduction to Counselling*. Buckingham: Open University Press.

Miller, G. (2008) . The Man Behind the Mirror Behind the Mirror at BTFC.

(An interview by Dr Mark McKergow.) *InterAction: the Journal of Solution Focus in Organisations,* 1(1) : 78-88.

Nelson, T. S. (Ed.) (2010) . *Doing Something Different: Solution-Focused Brief Therapy Practice.* New York: Routledge.

O'Connell, B. (1998) . Solution-Focused *Therapy.* London: Sage.

O'Connell, B. (2007) . *Solution-Focused Therapy.* In W. Dryden (Ed.) , *Dryden's Handbook of Individual Therapy* (5th Edn.) . London: Sage.

O'Connell, B. , & Palmer, S. (Eds.) (2003) . *Handbook of Solution-Focused Therapy.* London: Sage.

O'Hanlon, W. H. , & Weiner-Davis, M. (1989) . *In Search of Solutions: A New Direction in Psychotherapy.* New York: W. W. Norton.

Prochaska, J. O. , & DiClemente, C. C. (1983) . Stages and Processes of Self-change of Smoking: Toward an Integrative Model of Change. *Journal of Consulting and Clinical Psychology,* 51(3) : 390-5.

Prochaska, J. O. , & DiClemente, C. C. (1986). The Transtheoretical Approach. In J. C. Norcross (Ed.) , *Handbook of Eclectic Psychotherapy.* New York: Brunner/Mazel.

Wheeler, J. (2010) . Certificate of Competence. In T. S. Nelson (Ed.) , *Doing Something Different: Solution-Focused Brief Therapy Practice* (Chapter 54) . New York: Routledge.

Wills, F. (2008) . *Skills in Cognitive Behaviour Counselling and Psychotherapy.* London: Sage.

Zeig, J. K. , & Munion, W. M. (1999) . *Milton H. Erickson.* London: Sage.

图书在版编目（CIP）数据

焦点解决短期咨询和治疗技术 /（英）汉图
（Hanton，P.）著；骆宏译 . —重庆：重庆大学出版社，2016.10（2023.10 重印）
（心理咨询技术和实务系列）
书名原文：Skills in Solution Focused Brief
Counselling and Psychotherapy
ISBN 978-7-5624-9614-4

Ⅰ . ①焦… Ⅱ . ①汉… ②骆… Ⅲ . ①心理咨询②精
神疗法　Ⅳ . ① R395. 6 ② R749. 055

中国版本图书馆 CIP 数据核字（2016）第 105381 号

焦点解决短期咨询和治疗技术
jiaodian jiejue duanqi zixun he zhiliao jishu

保罗·汉图（Paul Hanton）　著
骆　宏　译

鹿鸣心理策划人：王　斌
策划编辑：温亚男
责任编辑：杨　敬　　许红梅
装帧设计：刘　伟
责任校对：夏　宇
责任印制：赵　晟

重庆大学出版社出版发行
出版人：陈晓阳
社址：（401331）重庆市沙坪坝区大学城西路 21 号
网址：http://www.cqup.com.cn
重庆市正前方彩色印刷有限公司印刷

开本：890mmx1240mm　1/32　印张：8　字数：158 千
2016 年 10 月第 1 版　　2023 年 10 月第 5 次印刷
ISBN 978-7-5624-9614-4　定价：39.00 元

版贸核渝字（2014）第 190 号